depois
da
última lua

CAROL PETROLINI

depois da última lua

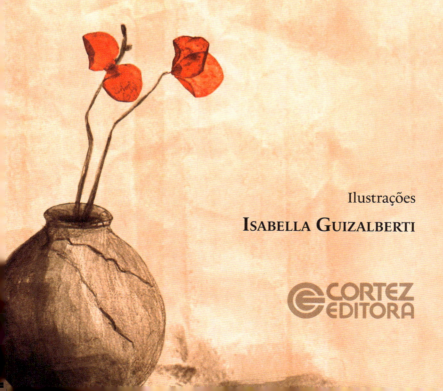

Ilustrações
ISABELLA GUIZALBERTI

CORTEZ EDITORA

© Texto: Carol Petrolini
Ilustrações: Isabella Guizalberti

© **Direitos de publicação**
CORTEZ EDITORA
Rua Monte Alegre, 1074 - Perdizes
05014-001 - São Paulo - SP
Tel.: (11) 3864-0111
editorial@cortezeditora.com.br
www.cortezeditora.com.br

Fundador
José Xavier Cortez

Direção Editorial
Miriam Cortez

Assistente Editorial
Amarílis Oliveira

Preparação
Bel Ferrazoli

Revisão
Agnaldo Alves
Tuca Dantas
Alessandra Biral
Tatiana Tanaka

Produtor Gráfico
José Garcia Filho

Capa, Projeto Gráfico e Diagramação
Maurelio Barbosa

Dados Internacionais de Catalogação na Publicação (CIP)

Petrolini, Carol

Depois da última lua : uma história sobre o fim dos ciclos femininos e a idade madura / Carol Petrolini ; ilustrações Isabella Guizalberti. – São Paulo : Cortez Editora, 2025.

Bibliografia.
ISBN 978-65-5555-570-7

1. Ciclo menstrual 2. Envelhecimento - Aspectos psicológicos 3. Maturidade 4. Menopausa 5. Menstruação 6. Saúde da mulher I. Guizalberti, Isabella. II. Título.

25-266819 CDD 155.633

Índice para catálogo sistemático:

1. Mulheres : Maturidade : Psicologia 155.633

Eliane de Freitas Leite - Bibliotecária - CRB 8/8415

Impresso no Brasil – maio de 2025

[...] Olhe para a frente...
O que seus ramos verão ao olhar para trás?
O que sua vida simbolizará para elas?

Um dia, meu bem, você será a ancestral
de alguém...
De uma pequena flor, de um fruto a
caminho de amadurecer...
Feche os olhos, veja-as...

Filhas, netas, sobrinhas, mulheres que não
carregam seu sangue, mas se alinham a sua
alma...

Acene gentil, misteriosa e ternamente para
cada uma delas.

Conscientize-se da dádiva de ser quem é...
E seja.
Por você. Pelas que vieram antes. E pelas
que virão depois.
Não se trata de feitos. Trata-se de alma.

(Nina Zobarzo[1])

---

1. ZOBARZO, Nina. *Vozes:* conselhos das sábias anciãs. Joinville: Clube de Autores, 2023.

Para todas elas
que tecem comigo o xale da vida e que,
de muitas e diferentes maneiras,
estão presentes nestas páginas.

Em especial, para Vera, Alice e Inês,
que me antecederam na linha dá vida.

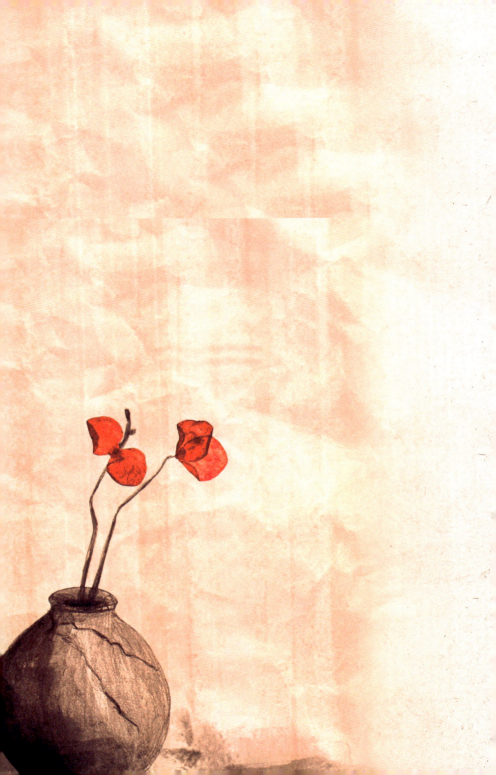

Sumário

Prefácio,   11

CAPÍTULO 1
Insônia, suor e lágrimas,   13

CAPÍTULO 2
Veredicto,   31

CAPÍTULO 3
Encarando as sombras,   47

CAPÍTULO 4
Noites sem luar,   55

CAPÍTULO 5
Através de seus olhos,   81

CAPÍTULO 6
Os passos que me trouxeram até aqui,   109

CAPÍTULO 7

Não desistir de mim, 115

CAPÍTULO 8

As luas que guardo comigo, 123

CAPÍTULO 9

Raízes entrelaçadas, 139

Pontos de partida…, 161

Referências, 165

Prefácio

Muito já se escreveu sobre os ciclos femininos. Teóricas, estudiosas, cientistas e psicanalistas já se debruçaram sobre as complexas fases da vida da mulher, desde a tenra idade até à velhice. Mas é característico da arte contar e recontar a trajetória humana sem esgotá-la, dando-lhe contornos poéticos e um sentido afetivo, escavando-lhe até a raiz profunda do coração. É exatamente isto que Carol Petrolini faz neste *Depois da última lua: uma história sobre o fim dos ciclos femininos e a idade madura*. Ao dar voz a Inês, protagonista que narra a história do livro, a autora amplia o campo simbólico e intimista da personagem, uma mulher que, com susto e pavor, descobre a sua entrada na tão temida menopausa.

Acompanhamos, a partir do universo interior de Inês, a sua jornada para compreender e acolher as mudanças físicas, emocionais e mentais decorrentes dessa nova – e assustadora – fase de sua vida. Graças a ela, também conhecemos outras mulheres, personagens que puxam a palavra da própria pele e tecem, com Inês, um feixe de histórias que se unem e, lindamente, se expandem como uma colcha de retalhos.

Depois da última lua

A Filosofia Cabinda diz que "as coisas delicadas tratam-se com cuidado". Sabendo das fragilidades e das angústias das personagens, é assim que a autora conduz a narrativa, com sutileza, elaborando uma prosa singela, cuidadosa ao desembrulhar as aflições e as alegrias, as dores e os dissabores, os risos e as lágrimas de mulheres em uma jornada repleta de encontros e descobertas.

Carol Petrolini narra como quem tece, talvez tentando recuperar aquela simplicidade das tecedeiras antigas que sabiam urdir o mundo com suas mãos hábeis. O livro é, pois, feito à poesia. E todas nós, estando ou não nas situações narradas, saberemos exatamente como dar as mãos a cada personagem.

Taylane Cruz
Escritora e jornalista sergipana, autora dos livros
As conchas não falam (HarperCollins Brasil, 2024)
e *Menina de fogo* (Jandaíra, 2023).

CAPÍTULO 1

Insônia, suor e lágrimas

Aquele sonho não saía da minha cabeça. A caminho do trabalho, enquanto esperava o semáforo abrir, a imagem teimava em minha mente, como um enigma que me escapava. Os longos anos de terapia costumavam me dar uma pista sobre o que meus sonhos queriam dizer – alguma ponta solta do inconsciente que eu pudesse puxar –, mas não dessa vez.

Por que não o anotei logo cedo? Sabia que o dia avançaria sobre aquelas memórias noturnas, diluindo-as. Por ora, a cena do sonho continuava viva: eu escolhia roupas de bebê para uma mulher grávida que me acompanhava, em uma dessas lojas de departamentos. Conversávamos animadas, e eu pegava duas roupinhas nos cabides e esticava os braços para comparar o tamanho, aquele bebê certamente nasceria grande. Mostrava um macacãozinho para a gestante, quando, de relance, percebi que a mulher grávida ao meu lado era minha mãe, dona Lu, no auge de seus setenta anos, exibindo aquele barrigão. Acordei às quatro da manhã, olhos estatelados, e não consegui mais dormir. Os episódios frequentes de insônia começavam a me aborrecer.

No espelho do carro, reparei nas olheiras que me acompanhavam. Além delas, as noites maldormidas me deixavam com aquela dorzinha latente na cabeça. Mas por que minha mãe aparecia grávida? Por que cargas d'água esse sonho continuava me perturbando?

O farol abriu, e acelerei apressada, como se pudesse deixar na esquina aqueles pensamentos insistentes. Mas, no instante seguinte, o tranco do cinto de segurança jogou minha cabeça para a frente, enquanto o mundo passava em câmera lenta na janela. Fechei os olhos em reflexo, ouvindo o barulho estranho de ferro amassando e da minha bolsa caindo. Quando ousei espiar, vi carteira, agenda, celular, chaves e intimidades espalhadas pelo assoalho do carro.

Tentava entender o que tinha acontecido. O zumbido no ouvido. Marisa Monte continuava tocando na *playlist* do carro. A melodia conhecida concorrendo com meu batimento cardíaco acelerado: "Lá vem o sol/ Para derreter as nuvens negras/ Para iluminar o fim do túnel/ E a luz do céu…"[2] Esfreguei o pescoço com uma das mãos, bem onde o cinto tinha apertado com força e que agora doía. Vai ficar roxo. Levantei a cabeça e vi o carro da frente parado muito perto do meu, pisca-alerta aceso, traseira deformada.

Então era isso. Eu tinha acelerado sem perceber o carro da frente ainda parado. E acertei em cheio o para-choque

---

2. PRA melhorar. Intérpretes: Marisa Monte, Flor, Seu Jorge. Compositores: Marisa Monte, Dadi, Arnando Antunes. *In: Pra melhorar*. Intérpretes: Marisa Monte, Flor, Seu Jorge. Rio de Janeiro: Phonomotor, 2022. YouTube, faixa 1 (4,16 min). Disponível em: https://orcd.co/portas-ao-vivo. Acesso em: abr. 2025.

Insônia, suor e lágrimas | CAPÍTULO 1

traseiro de um carro importado. "Sério isso, Inês?", pensei comigo, encolhendo-me envergonhada, com uma vontade crescente de desaparecer para não ter que encarar a besteira que acabara de fazer. "Como é que você não viu o carro na frente? Sua desatenta, avoada, incompetente!" Até Edu, meu marido, já tinha percebido que eu andava aérea, "com a cabeça na lua", como ele definira, de forma delicada.

Uma buzina gritou bem atrás de mim, me arrancando daquele torpor, como se o tempo voltasse a correr. O motorista do carro batido tocou para a frente e estacionou no meio-fio, liberando o trânsito. Vamos lá, Inês, se mexe. Fiz o mesmo e estacionei um pouco adiante. Vi pelo retrovisor quando o homem de trinta e poucos anos desceu do carro e veio em minha direção, balançando a cabeça negativamente e falando com alguém pelo celular.

Respirei fundo e abaixei o vidro. Respondi às perguntas do sujeito, que não disfarçava a irritação.

– Sim, infelizmente bati atrás do seu carro e sei que a culpa é minha...

– Sim, tenho seguro.

– Sim, já vou acioná-lo.

– Sim, preciso consultar o valor da franquia para ver se vale a pena usar o seguro ou pagar o conserto do próprio bolso.

Ditei meu número de celular e anotei o dele. Foi aí que Rafael – era esse o nome do indivíduo – disse que eu precisava prestar mais atenção enquanto dirigia, pois, desatenta daquele jeito, poderia até matar alguém no trânsito.

Talvez tenha sido a risadinha que ele deixou escapar ou a adrenalina do acidente, mas naquele momento um calor escalou

Depois da última lua

minha nuca e incendiou minha cabeça. Eu podia sentir o suor brotando da raiz dos fios de cabelo e escorrendo pela lateral do rosto. E comecei a falar, em um misto de surpresa e catarse, conforme as palavras saíam cuspidas da minha boca.

Quase não me reconheci no tom irônico quando perguntei se Rafael me considerava um perigo. Enquanto fingia concordar com ele – era como se assistisse à cena de fora –, desci do carro e o encarei com uma raiva que crescia a cada minuto. Eu me vi gritando que o perigo era ele e sua geração, um bando de viciados em celulares e redes sociais, e que sabia muito bem que ele estava no maldito celular quando o sinal abriu, por isso não tinha saído do lugar. Em algum momento, eu o chamei de "moleque arrogante", enquanto afirmava que ele podia ficar tranquilo, pois eu iria sim pagar pelo arranhãozinho no carro de ouro dele, afinal, sou absolutamente responsável por tudo o que faço. Girei nos calcanhares e voltei para o carro, fazendo questão de bater a porta e subir o vidro, dando por encerrado aquele assunto. O rapaz ficou ali me observando, entre paralisado e contrariado, e, por fim, recuou para o carro dele, praguejando em voz baixa.

O mais estranho é que não me importei. Não me importei se estava exagerando, se havia sido justa ou injusta, se aquela reação destoava do meu jeito polido de ser. Naquela hora, eu não queria me importar, só precisava continuar falando e colocar para fora, como se me restasse aquela última saída para todo o calor que me consumia por dentro.

Rafael deu partida e, ao passar pelo meu carro, abaixou o vidro e disse pausadamente, como que deixando claro que a louca ali era eu:

– Precisa esfriar a cabeça, dona! Se fosse mais nova, diria até que está de TPM!

Ele arrancou acelerando, deixando-me sozinha com a dúzia de impropérios que gritei ao vento. Sentia que ia explodir de raiva. O que aquele moleque quis dizer? Que estou velha demais para ter TPM? Que estou descontrolada? Fora de mim? E, no compasso daquelas perguntas, a cabeça latejava cada vez mais forte.

– Calma, Inês, respira! – repeti para mim mesma que, sim, aos 48 anos, ainda tinha TPM. – Ainda tenho minhas luas – continuei baixinho, imediatamente me lembrando de minha mãe.

Dona Lu tem mania de dizer que o ciclo menstrual são as luas da mulher, já que o ciclo menstrual e o ciclo da lua têm a duração parecida de 28 dias. De tanto ouvir minha mãe falando, eu já sabia de cor. Se bem que o meu ciclo não andava tão parecido assim com o da lua. Fazia um tempo que vinha alternando ciclos longos, de 35 dias, com outros bem curtos, que, às vezes, não chegavam nem a vinte dias – diferente dos tempos em que meu sangue descia como um reloginho, a cada 26 ou 28 dias. Mas tudo na vida muda, então por que minhas regras não mudariam? Empurrei aquele pensamento para longe. Não iria esquentar a cabeça com isso, bastavam as caraminholas que já tinha.

Por que fui me lembrar de minha mãe? Pronto! Agora estava tomada pela vontade inesperada de me aconchegar nos braços de dona Lu, como nos tempos de criança. O choro chegou de fininho. E, debruçada sobre o volante do carro estacionado em uma rua qualquer, escondi o rosto nas mãos e deixei as lágrimas rolarem livremente até soluçar, até perder o fôlego, até o choro resfriar a temperatura do que eu estava sentindo.

O que, afinal, era isso tudo? A explosão de raiva, o choro desenfreado. Estava mesmo perdendo o controle? De onde vinham tantas lágrimas, tanto calor, tanto suor, tantas águas?

Inspirei profundamente, lembrando-me das aulas de ioga. Isso. Segurar o ar nos pulmões por quatro segundos e depois expirar devagar, contando mais oito. A respiração da ioga sempre ajudava quando precisava me acalmar, reencontrar meu eixo. Repeti à sequência algumas vezes, até sentir que estava calma o suficiente e retomei o caminho para o trabalho. O dia mal havia começado e me sentia atropelada por um caminhão.

Tomei um analgésico assim que cheguei à empresa. Decidi mandar uma mensagem para minha prima Larissa, que é cardiologista. Já estava mesmo em tempo de fazer o *checkup* anual. Aproveitei para comentar do incômodo com aqueles sintomas – insônia, explosões de raiva, choro fácil, dificuldade de concentração. Sem contar o esquecimento de palavras que me surpreendia nos momentos mais inconvenientes.

Larissa retornou-me com um áudio no fim da tarde, prescrevendo os pedidos de exames que eu deveria providenciar e levar para ela no consultório assim que ficassem prontos. Dei uma olhada na lista: hemograma, glicose, colesterol, tireoide, hormônios FSH, estradiol, urina, função renal, ecocardiograma e esteira. Prometi me organizar para providenciá-los nos próximos dias.

Depois do jantar, aproveitei o momento em família, de limpar a mesa e lavar a louça, para contar para Edu e para minha filha Alice sobre o incidente no trânsito, na esperança de que a situação passasse despercebida. Mas não. Depois de se certificarem de que não me machuquei, os dois olharam um para o outro e caíram na risada. Parecem ter achado muito divertida minha reação ao acidente. Alice perguntou mais de uma vez se eu realmente tinha xingado o motorista, justo eu, que era sempre tão educada. Eduardo, por sua vez, não resistiu à ironia e, fingindo seriedade, quis saber onde foram parar as práticas de comunicação não violenta que implemento na empresa.

Engoli em seco o gosto familiar da vergonha e do desconforto, não só pela desatenção que provocou a batida, mas por meu comportamento depois dela. Eu me peguei tentando justificar o súbito descontrole matinal, culpando o estresse e a insônia dos últimos meses. E, na tentativa de que Edu e Alice parassem logo com aquilo, fiz cara de magoada ao dizer que estava feliz por pelo menos estar proporcionando diversão para eles. Deu certo. Os dois perceberam meu mal-estar e vieram me envolver em um abraço, com Edu concluindo que o importante era eu estar bem.

Fiquei internamente agradecida por mudarem de assunto. Eles achavam graça das trapalhadas que eu vinha fazendo, das confusões de horário, do dia em que fui levar Alice ao treino e só percebi no meio do caminho que ela não estava no carro. Depois, eu até dava risada e tentava não me preocupar, achando mesmo que é culpa da vida corrida, do cansaço. Mas será? Será que havia alguma coisa de errado comigo? E se fossem sinais de

Depois da última lua

uma demência lá na frente? Não queria alimentar esses medos. Quem sabe se eu tentasse relaxar mais, desacelerar um pouco.

Alice começou a contar sobre um desentendimento entre dois amigos na escola. Olhando para ela ali, na cozinha, desenvolta, gesticulando e descrevendo a cena, eu me peguei mais uma vez espantada com o quanto minha filha havia crescido. Tinha alcançado a minha altura. E, embora ela tivesse questões com o próprio corpo, sempre discordei. Eu a acho linda exatamente como é. Ela irradia vida, é alegre, espontânea e muda de humor a qualquer momento, com a naturalidade de seus dezesseis anos. Pode estar insegura sobre qual roupa vestir e dali a pouco convicta de sua opinião sobre os conflitos no Oriente Médio.

Adoro conviver com a vitalidade da minha filha adolescente. Estar com Alice me remete a *flashes* de mim mesma quando jovem, em um paradoxo de nostalgia e descoberta de um novo ser dotado de opinião própria debaixo do meu teto. Minha filha crescendo, tornando-se mulher. Ainda sou arrebatada com mais frequência do que gostaria pela saudade da infância da minha menina, da proximidade física daqueles tempos, de tê-la sempre ao alcance das mãos, dos beijos inesperados, do cheirinho de sabonete infantil no banheiro. A vontade de chorar me espreitando de novo, o insistente nó na garganta.

Claro que é gratificante acompanhar o desabrochar de Alice – ela odeia a palavra "desabrochar", quase posso ouvi-la protestar –, os estilos de roupas que mudam sem aviso prévio, as músicas preferidas, a fase das *boybands*, do *K-pop* (socorro!) e ultimamente do *pop rock* internacional, os perfumes da moda, as melhores amigas. Não sou dessas mães que se definem como "amigas" da filha. Não que nos falte intimidade para isso, mas

Insônia, suor e lágrimas | CAPÍTULO 1

não vejo como uma relação horizontal. Somos atravessadas pela diferença de gerações e pelo tempo, pelas experiências que me fazem ter respeito profundo pela perspectiva de minha filha, mas também a consciência de que é meu papel, como geração que a antecede, conversar sobre o que aprendi na vida e estimulá-la a refletir sobre si mesma e sobre o mundo.

Depois disso, o que Alice vai decidir fazer serão escolhas dela. Nem sei se estou certa, vejo mães que pensam diferente, mas sinto que, se eu tentasse ser apenas amiga dela, a deixaria sem mãe. Dou bronca sim, cobro responsabilidade, compromisso com os estudos, participação nas tarefas da casa, mas isso não nos impede de termos longas conversas sobre as amigas, o que acontece na escola, paqueras do momento, planos para o futuro, filmes, livros – ultimamente, ela tem lido mais do que eu. Nesse ponto, tenho que admitir que o mundo virtual trouxe alguns benefícios, com *influencers* literários que conversam bem com os interesses dos jovens.

Tem também os momentos de silêncio, quando Alice passa horas no próprio quarto, sem querer muita conversa comigo. Constância realmente não é o forte da adolescência. Para ela, parece muito natural que seja assim. Eu que lute para desconstruir a proximidade da infância, do tempo em que ela queria passar o dia agarrada na barra da minha saia. Nova fase. Sei que é tempo da minha filha se abrir para o mundo, construir novos vínculos e interesses, encontrar sua "tribo" sem que a mamãe aqui faça parte no curso esperado da vida. Não vou ficar emotiva de novo...

Constatar o crescimento de Alice me faz lembrar de que o tempo está passando para mim também. Nenhum drama sobre

Depois da última lua

isso. Gosto desse momento da minha vida. Não tenho mais os perrengues da fase de filho pequeno, conquistei realizações importantes no trabalho, eu e Edu vivemos bem, está tudo no lugar. Então por que essa montanha-russa com os nervos à flor da pele? São os hormônios se rebelando?

Vesti meu pijama mais confortável e fui para o banheiro. Se alguém me perguntasse qual minha roupa preferida, certamente eu diria que é este pijama. Devo estar mesmo ficando velha! Este aqui, de tecido cansado pelo uso, que parece abraçar minha pele. Abri a torneira da pia e, com as mãos em concha, recebi no rosto a sensação revigorante da água fresca. Queria lavar as tensões, tirar o peso do cansaço, cuidar de mim com leveza, ainda que nos últimos minutos do dia. Levantei a cabeça e me encontrei no espelho. O viço da pele diferente depois dos quarenta. Apalpei com a ponta do dedo as bolsinhas sobressalentes abaixo dos olhos, momentaneamente dissolvendo-as com o toque. E o cabelo cada vez menos volumoso. É um fato. Por enquanto, sigo fazendo vista grossa, embora saiba que a lista de mudanças vai continuar crescendo, sem perguntar minha opinião a respeito.

Nunca fui muito vaidosa, ligada em cosméticos ou coisas do tipo. Por muitos anos, eu me contentava em usar protetor solar e batom. De uns tempos para cá, me peguei investindo mais nas maquiagens, na tentativa de disfarçar, digamos assim, as marcas de expressão mais profundas. Acabei acrescentando uma base ao ritual matinal, por vezes até o *blush* para dar uma levantada, ou melhor, um *glow up*, como diz Alice. O creme antissinais e o suplemento de colágeno vieram na sequência, ainda que não me lembre deles todos os dias. Nunca quis fazer

Insônia, suor e lágrimas | CAPÍTULO 1

procedimentos estéticos, como colocar *botox* ou preenchimentos faciais. Por mais que me incomodem em alguns momentos, acredito que as marcas – as tão (mal) faladas rugas – contam minha história. Não tenho intenção de apagá-las. Pelo menos, por enquanto.

Por outro lado, incomoda-me o ar de cansaço que as olheiras insistem em imprimir no meu rosto. Chego a me espantar com minha expressão envelhecida no reflexo do espelho do elevador. Eu me dei conta de que a imagem que carrego de mim, quando fecho os olhos, é da Inês de outros tempos, talvez de quando eu tinha uns trinta anos. Ai, ai. Se a ideia era ter um momento de *relax* antes de dormir, de onde vieram esses pensamentos que me colocam para baixo? Será que tem como atualizar a autoimagem, dar um Ctrl + R mental? Haja senso de humor...

Tem ainda a questão dos cabelos brancos. Nesse ponto, a genética foi favorável comigo. Tenho poucos fios brancos e estão espalhados, por isso consigo disfarçá-los bem. Acho até charmoso um ou outro fio prateado por aqui. Mas as mulheres com quem convivo tingem os cabelos há anos, com receio de parecerem velhas demais com a cabeleira platinada.

Não canso de afirmar que cada mulher tem o direito de cuidar do corpo da forma que bem entender, do jeito que se sentir mais confortável. Mas fico pensando no que leva as mulheres a pintarem compulsivamente os cabelos brancos, recorrerem a cirurgias plásticas, dietas intermináveis e outros sacrifícios. Será que buscamos tudo isso por livre e espontânea vontade? Ou tentamos desesperadamente nos encaixar no padrão de beleza esperado para nos sentirmos aceitas? Para termos valor?

Minhas amigas diriam que se sentem mais felizes magras, sem rugas, com a barriga seca e sem cabelos brancos. Afirmariam, sem sombra de dúvida, que esses procedimentos melhoram sua autoestima. Mas, vamos lá, minha questão é anterior.

Eu me pergunto se as mulheres teriam necessidade de recorrer a tantas técnicas para se sentirem bem se não estivéssemos mergulhadas em expectativas rígidas, que desde a infância definem o que é ou não aceitável no nosso corpo. Mesmo que ninguém nos diga em voz alta, cada uma de nós cresce sabendo bem qual o tamanho de seio, de perna, de bumbum, de barriga (no caso, tamanho zero ou negativa) que são esperados no corpo feminino. E quanto sofrimento passamos – e raiva de nós mesmas – quando essas medidas não coincidem com as nossas!

Às vezes me sinto deslocada – para alguns, desleixada – por não fazer questão de me encaixar nesses modelos. Tenho um ou outro descontentamento com as gordurinhas e mudanças na pele, mas nada que me angustie profundamente. Mas nem sempre foi assim. Lembro-me de quando assistia às atrizes e apresentadoras na TV, com corpos perfeitos e cabelos loiros e lisos, e, na ingenuidade dos meus onze ou doze anos, acreditava que elas tinham a garantia de uma vida feliz, enquanto eu, uma menina comum, não teria lugar naquele universo, pois nunca estaria à altura delas. O jeito era me contentar com minha insignificância.

Por sorte, minha família valorizava experiências que iam além da aparência. Então, quando desisti de tentar imitar as mulheres do outro lado da tela, convencida de que jamais seria como elas, me voltei para o que realmente me trazia satisfação.

Insônia, suor e lágrimas | CAPÍTULO 1

Guardo boas lembranças do meu pai lendo comigo e me incentivando a escrever as histórias que criávamos juntos. Das tardes aprendendo a fazer bolos ou assistindo a filmes antigos com minha mãe, enquanto dona Lu insistia em me ensinar a arte do crochê em barbante, sem muito sucesso. E tinha os fins de semana no sítio da tia Arlete, correndo com os primos na terra mesmo quando eu já era uma adolescente crescida, brincando de pega-pega ou fazendo de conta que estávamos em uma expedição de arqueologia.

Foi essa outra experiência de mim mesma – como uma menina livre, capaz de aventuras, dona de um corpo que me trazia diversão e prazer com a vida – que me fez me enxergar com outros olhos, ver o que eu trazia por dentro. Meus pais foram exemplos vivos. Claro que tinham suas pequenas vaidades. Meu pai cultivava com capricho a barba e o bigode, milimetricamente aparados todos os sábados na barbearia do seu Manoel, e minha mãe fazia questão de roupas que expressassem sua personalidade – coloridas e confortáveis –, mas nenhum dos dois ostentava uma imagem diferente da vida que levavam no cotidiano. Espero sinceramente fazer o mesmo por Alice. Que ela se sinta amada e autorizada a ser do jeitinho que ela é. Bom, com uma esperança de que os momentos de mau humor se encerrem com a adolescência.

Enxuguei o rosto na toalha e espalhei o creme noturno. Para piorar, as redes sociais chegaram com um peso a mais, exibindo vidas perfeitas *story* a *story*, que todos sabem não ser reais, mas que fazem as nossas parecerem sem graça e entediantes. Uma coisa eu queria: que conseguíssemos viver satisfeitas com

Depois da última lua

nossa aparência natural, cuidando do corpo para ter saúde e bem-estar, e não em busca de defeitos a serem corrigidos.

Eu me lembrei de uma postagem que recebi, tempos atrás, em uma rede social, e que me chamou a atenção. Estavam divulgando uma cirurgia plástica chamada labioplastia ou ninfoplastia. Aquilo era novidade para mim. Resolvi dar uma pesquisada. Descobri que o Brasil é o recordista mundial em cirurgia plástica íntima de mulheres e que, embora existam situações de saúde em que a cirurgia é indicada, a maioria das labioplastias são buscadas por questões estéticas, para corrigirem "imperfeições" na vulva, segundo a reportagem.

Tentei imaginar por que mulheres chegam a fazer isso. Obviamente, por estarem descontentes com o próprio corpo. Então, até para a vulva existe um padrão de beleza? Um dos médicos entrevistados comentava que o fácil acesso à internet e a materiais de pornografia criaram uma estética para os órgãos genitais que passaram a influenciar os relacionamentos reais das pessoas.

Um dos nomes da cirurgia havia especialmente chamado minha atenção: ninfoplastia. Na mitologia grega, as ninfas são divindades femininas associadas à fertilidade da natureza, e isso eu sabia. Mas era impossível esquecer o uso popular da palavra ninfa ou ninfeta para descrever uma jovem sexualmente atraente, considerada objeto sexual. E foi esse meu incômodo com o tal procedimento.

A reportagem dizia que, para muitas mulheres, a cirurgia havia trazido melhoria na sua vida sexual, pois passaram a se sentir mais seguras e confiantes. O especialista ressaltava que esse era um efeito psicológico do procedimento. Mas desde

Insônia, suor e lágrimas | CAPÍTULO 1

quando o formato do órgão genital feminino se tornou importante? E importante para quem? Por que as mulheres estão se sentindo inadequadas também em relação a essa parte de seu corpo? "Acalma a mente, Inês! Assim você não vai conseguir dormir de novo", pensei comigo, enquanto apagava a luz do banheiro.

Eduardo havia adormecido com o livro aberto sobre o peito. Apaguei a luminária dele, guardei o livro na mesinha de cabeceira e me aconcheguei ao lado do meu marido, entrelaçando minha mão na dele. Era interessante estar com alguém por uma vida toda. Reconheço nele os traços do jovem por quem me apaixonei no fim da adolescência. Tanta coisa vivemos desde então, resistindo a muitos vendavais.

Edu também tem suas marcas do tempo. Sempre reclama que os cabelos estão mais ralos. O medo de ficar careca o assombra. Ele se ressente de não ter a mesma energia de antes, de não conseguir mais virar a noite acordado quando quer adiantar algum trabalho. Mas, fora isso, aos meus olhos, a cobrança parece ser diferente para homens e mulheres. Não se exige juventude eterna dos homens. Vejo alguns galãs de cinema com setenta anos que são considerados sedutores, símbolos sexuais. Para as atrizes, a cobrança é diferente. No máximo, diz-se que a mulher está bem para a idade que tem, seja lá o que isso signifique.

Apesar das ranhetices do dia a dia, posso dizer que nosso casamento envelheceu bem. Tirando os momentos em que quero torcer o pescoço dele por não ter feito alguma tarefa simples que já pedi pela décima vez, nossa relação é bem alimentada de afeto e admiração. Gosto de estar em companhia dele, de conversar, dar risada junto, dividir a vida, e isso a passagem

Depois da última lua

do tempo não ameaçou. Acho até que a idade nos fez mais donos de nós mesmos, mais conscientes de quem somos e do que gostamos, inclusive no sexo.

Sei que nem todas as relações envelhecem bem. Mônica, minha amiga de faculdade, ainda tenta assimilar o fato de Tiago – o marido com quem viveu por dezessete anos, pai de seus dois filhos – ter se separado dela para viver com uma mulher, vinte anos mais jovem, que conheceu nos treinos de *crossfit*. E olha que Tiago era um cara parceiro, tinham uma história juntos.

Apesar de obviamente magoada com a traição, Mônica tentou de verdade recomeçar o casamento. Por um tempo fizeram terapia de casal, mas não teve jeito. Tiago colocou mesmo um ponto-final no casamento. E ela ficou lá, tentando juntar os cacos daquela história, remoendo nos escombros a dor, a decepção, a raiva e ainda se perguntando onde tinha errado.

Tenho plena consciência de que os problemas nas relações conjugais envolvem uma complexidade muito maior na dinâmica do casal. Não dá para simplificar, culpando um ou outro. Tem sempre um emaranhado de fatores envolvidos para além da superfície. Mas quantas vezes vejo recair sobre as mulheres a responsabilidade com o cuidado emocional dos filhos e do casal. Como se o bem-estar da relação dependesse mais de nós no que diz respeito ao cuidado, à "jardinagem" da vida a dois, arando, ventilando, adubando os afetos.

Pudera! As meninas são ensinadas, desde pequenas, que devem ser boazinhas, carinhosas e, de preferência, delicadas. Enquanto isso, os meninos aprendem que devem reprimir suas emoções, que expressá-las não é coisa de homem, e crescem distanciados dos próprios sentimentos. Chegam à vida adulta cobrados para serem fortes, demonstrarem virilidade, sem terem conseguido construir um repertório emocional para lidar com suas emoções mais íntimas. Sem sequer terem muito contato com os próprios sentimentos. Desconfio que seja essa a razão de muitos desencontros por aí.[3]

Não tem jeito. Mesmo trabalhando há tantos anos como gestora de Recursos Humanos, minha formação em Ciências Sociais continua a me atiçar. Até que ponto os padrões de comportamento de homens e mulheres são frutos de diferenças biológicas e até que ponto são aprendidos? De que maneira – e com que diferenças – homens e mulheres atravessam a tal crise da meia-idade?

Adormeci mergulhada em pensamentos difusos. Sonhei com um mar revolto em que muitas pessoas – homens e mulheres – nadavam com esforço, transpondo as ondas para alcançarem a praia ou as imensas pedras das margens, tentando não se afogar. Acordei puxando o fôlego, com a nuca e o peito encharcados de suor. Precisei me levantar e tomar um banho às três horas da manhã. Mais uma noite de sonhos estranhos e insônia...

---

3. Para mais informações sobre hierarquias de gênero e o amor romântico, consulte a obra *A prateleira do amor: sobre mulheres, homens e relações* (Curitiba: Appris, 2022), da pesquisadora e professora da UnB Valeska Zanello.

CAPÍTULO 2

Veredicto

Nos dias que se seguiram, providenciei os exames que minha prima pediu. Decididamente, não gosto de consultas médicas nem de exames. Não porque tenha medo de agulha ou de sangue, mas me sobe um calafrio só de pensar em descobrir uma doença grave qualquer hora dessas. No fundo, o pavor primitivo de encarar a morte, a verdade implacável de que não temos controle e estamos envelhecendo dia após dia, grão a grão na ampulheta da vida. Em algum momento, o fim. Pelo menos, do corpo. Claro que posso fazer a minha parte, optando por uma alimentação saudável, praticando atividade física, cuidando da saúde mental e espiritual e, por fim, torcendo para ter uma vida longa e de qualidade.

Mas não tem jeito, todo ano é a mesma coisa. Ao fazer meus exames de rotina, vem a sensação da hora da verdade, de encarar a própria finitude e, com sorte, ganhar um "vale" para mais um tempo por aqui. Minhas avós morreram jovens demais, não convivi com dona Josefina, minha avó paterna, nem com dona Rosália, a materna. Minha mãe ficou órfã de mãe ainda na adolescência.

Sinto que a ausência das minhas avós deixou em mim uma grande interrogação sobre a velhice. É possível envelhecer bem como mulher? Conseguirei ir além de onde minhas avós chegaram? Essas perguntas sempre me rondaram, ainda que nos bastidores, me espreitando por trás dos medos de doença e velhice. O medo de ser interrompida, de ser podada antes da hora, de não chegar lá, de não viver o suficiente. Talvez seja uma das razões para eu estar sempre com pressa, de não querer perder um minuto sequer.

Nesses momentos, pensar em minha mãe me acalma. Dona Lu esbanja vitalidade, e ver como ela caminha pelo tempo me dá esperança. Claro que ela já teve um ou outro problema de saúde, como a retirada da vesícula há alguns anos e o quadro de pré-diabetes, que requer cuidados. Mas ela é bem-humorada e tenta amenizar, dizendo que a garantia de fábrica está vencida e que precisa de uma recauchutagem de vez em quando.

Tento me inspirar em dona Lu e cuidar da minha saúde com mais otimismo. Mas os sintomas dos últimos tempos me deixaram em alerta. Seriam sinais de algum problema mais sério? Não faltam histórias de mulheres até mais jovens com diagnóstico de doenças graves. De novo, o frio na espinha. Para com isso! Respiro fundo e tento não me consumir com (pré-)ocupações e me manter no presente. E ter fé. A vida é um exercício constante de fé. Para além do sentido que as religiões pregam. Tenho a estranha mania de pesquisar a etimologia das palavras. E uma das origens da palavra "fé" vem do grego *pistia*, que significa "acreditar" – acreditar em si e no futuro. É disso que preciso.

Veredicto | CAPÍTULO 2

 Uma semana depois, estava sentada na sala de espera do consultório de minha prima Larissa, tamborilando os dedos sobre o envelope dos exames em meu colo. Já tinha tomado dois cafés de máquina – um expresso e um *cappuccino* – e desistido de folhear as revistas de propagandas médicas sem graça. Não abri os resultados dos exames. Depois de alguns sustos com alterações que eu não sabia interpretar, aprendi a esperar pacientemente pela consulta, em vez de quase ter um ataque cardíaco com informações alarmantes na internet.
 Eu seria a última paciente da manhã e tinha combinado de almoçar com minha prima depois para colocarmos a conversa em dia. Quando finalmente chegou minha vez, Larissa recebeu-me com o abraço de sempre e atualizamos algumas notícias rápidas sobre primos e tias. Ultrapassados os assuntos domésticos, Larissa quis saber mais sobre minhas queixas.
 Desde quando vinha tendo os episódios de insônia, se sentia palpitações, enxaqueca, nevoeiro mental, esquecimento, suores noturnos, maior irritabilidade. Mal comecei a falar, e o choro já estava ali, espremido na garganta. Que vergonha! Perder o controle na frente da minha prima, que sempre me achou tão forte, tão resolvida.
 "Vai, Inês, se concentra! Explica para ela como você está dominada por suas emoções, como um trem desgovernado que tenta se manter nos trilhos com muito esforço, sem se reconhecer." Nos breves segundos em que organizava meus pensamentos, eu me dei conta de que esta foi a razão de ter me sentido tão ofendida no dia do acidente: o motorista insinuou

Depois da última lua

– quer dizer, afirmou – que eu estava descontrolada, e essa sensação me era estranhamente familiar.

Larissa parecia ter percebido meu desconforto, ou pior, devia ter sentido pena de mim, pois tentava me tranquilizar, argumentando que o mais importante eu estava fazendo, que era cuidar da minha saúde. Ela abriu o envelope dos exames e foi lendo os resultados. Minha tensão, crescente. Larissa circulou um dos índices com a caneta vermelha: HORMÔNIO FOLICULOESTIMULANTE (FSH).

– Inês, me diga uma coisa, como anda seu ciclo menstrual?

A pergunta de Larissa chegou certeira. Minha respiração foi se tornando quase palpável, senti uma corrente elétrica subir e descer pelas veias e artérias do meu corpo, meus batimentos ficaram acelerados e os joelhos balançaram inquietos. E, no esforço para segurar as rédeas, encurralada dentro de mim mesma, reuni forças para responder de forma coerente à pergunta de minha prima.

Endireitei-me na cadeira e decidi traçar uma linha do tempo do meu ciclo – uma saída racional e segura. Comecei a contar para Larissa que, depois do nascimento de Alice, tomei pílula anticoncepcional por muitos anos. Cheguei até a colocar o DIU, mas logo o retirei, principalmente por conta das conversas com minha mãe, que insistia em falar sobre o ciclo menstrual como uma importante ferramenta para perceber o corpo e as emoções.

Larissa me ouvia pacientemente, anotando algumas informações. Falei que o desejo de voltar a viver meus ciclos de forma natural me levou a ponderar com Edu sobre os prós e os contras de outros métodos contraceptivos, e, após algumas pesquisas e muitas conversas, Edu tinha concordado em fazer a vasectomia. Eu sabia que, mesmo sendo um procedimento rápido e bastante seguro, muitos homens se negam a realizar a cirurgia pelos tabus e medos sobre a virilidade. Mas meu marido parece ter encarado bem, procurou um médico da confiança dele e a cirurgia transcorreu tranquila.

– A recuperação foi rápida e não tivemos nenhum problema depois. Tudo funcionou direitinho – comentei, e nós duas rimos.

Eu não conseguia parar de falar. Contei para a Lari que eu tinha aprendido a perceber as fases do meu ciclo, identificando quando estava mais disposta, mais sociável, e os períodos em que ficava mais recolhida, introspectiva. E que tentava fazer uso dessas percepções a meu favor, respeitando meu ritmo, em vez de ficar brigando comigo. Eu me surpreendi com a naturalidade com que estava repetindo para minha prima muito do que tinha ouvido de minha mãe a vida toda, embora não admitisse dar muita atenção aos discursos de dona Lu.

Contudo, ali estava eu, dizendo que muitas mulheres ainda desconheciam que são cíclicas, sem saber a potência que existe nas mudanças pelas quais nosso corpo e nossas emoções passam todos os meses. Que o mundo exigia de todas nós o mesmo funcionamento linear dos homens: um ritmo constante todos os dias. E que acabamos cobrando de nós mesmas esse padrão, desvalorizando nossa ciclicidade.

Claro que eu sabia que, em algumas condições, os ciclos podem se tornar muito dolorosos, como na endometriose, em que os prós e os contras das medicações precisam ser bem avaliados para garantir a qualidade de vida da mulher.

– Só acho que a decisão de tomar um comprimido anticoncepcional que vai silenciar o ciclo natural do corpo deve ser bem pensada, ser tomada de forma consciente e não tão generalizada como vem acontecendo – finalizei.

Larissa acomodou-se na cadeira enquanto me observava com um sorriso nos lábios. O que seria aquilo? Será que falei demais?

– Não precisa nem dizer que você é filha da tia Lu – ela disse em seguida.

Minha voz embargou no mesmo instante, com uma enxurrada de sentimentos ao ser comparada com minha mãe. É verdade que, na juventude, eu ficava bem constrangida com o jeito liberal de dona Lu, falando abertamente sobre menstruação e sexualidade na frente de minhas amigas. Mas tinha vivido o suficiente para perceber a riqueza dos saberes que minha mãe insistia em me apresentar. Que bom que ela nunca desistiu. Lembrei-me de como foi uma grata surpresa Alice ter vivido sua primeira menstruação na casa de minha mãe, que a acolheu com tanto carinho e delicadeza. A tarde que passamos juntas – avó, mãe e filha – naquele dia ainda é uma de minhas memórias preferidas.[4]

Eu continuava falando, preenchendo o espaço, postergando. Desde então, Alice usa um aplicativo de celular que acha bem prático para acompanhar as "regras" dela, marcando a duração e os sintomas mais evidentes, e assim vai comparando as informações ao longo do ano. Eu ainda me mantenho "analógica". Prefiro anotar meus ciclos em um caderninho com

---

4. A menarca de Alice é contada no livro *A lua de Alice: uma história sobre a primeira menstruação e os ciclos femininos*, de Carol Petrolini (Cortez Editora, 2020), no qual a avó acolhe Alice na descoberta das mudanças que acontecem no corpo e nas emoções, em cada uma das quatro fases do ciclo menstrual.

Veredicto | CAPÍTULO 2

capa de tecido que uso como um diário,[5] em que registro ideias, sonhos e acontecimentos que me marcam. Muitas vezes, eu e Alice ficamos menstruadas na mesma semana, dizem que isso é comum entre mulheres que convivem próximas. Já ouvi que, em tempos ancestrais, mulheres de uma mesma tribo sangravam juntas e se recolhiam juntas nesse período.

Meus pensamentos foram longe. Batimentos e respiração normalizados, consegui retornar à pergunta que Larissa me fizera.

– Minha menstruação hoje em dia está toda bagunçada, prima, como tudo o mais em meu corpo – eu disse, contando sobre os ciclos de dezenove dias, outros de 24 e até de 35 dias. – E o fluxo também está variado, às vezes, dois dias de sangramento intenso, outras vezes, quatro ou cinco dias com pouco fluxo de sangue.

Larissa soltou os papéis e a caneta e cruzou os braços, encarando-me com ternura. Parecia ensaiar uma forma gentil de me dizer o que eu já desconfiava, embora não tivesse coragem de admitir. Meu coração, um tambor acelerado à espera de um anúncio importante. Foi como se eu ouvisse de longe a voz de minha prima quando ela declarou que, pelo resultado do FSH e pelos sintomas que eu havia relatado, eu estava chegando à menopausa. Aquela palavra. MENOPAUSA.

Meus pensamentos correram de um lado para o outro como uma orquestra desafinada. Então eu não tinha uma doença grave nem estava enlouquecendo. E a notícia não era de todo uma

---

5. Aqui, Inês refere-se ao caderno *Mandala lunar: um caminho de autoconhecimento*, organizado por Ieve Holthausen e Naíla Andrade (Mandala Lunar, 2025).

surpresa. Essa ideia vinha me espreitando, e eu me escondia dela, tentando despistá-la na correria do dia a dia. Deixava para depois, achava que ainda tinha uns anos pela frente antes de pensar seriamente sobre isso. Achava que aquilo era para mulheres mais velhas, talvez depois dos cinquenta. Com minha mãe, aconteceu aos 53, pelo que me lembro. E eu ainda tinha meus ciclos.

Larissa ressaltou que não era ginecologista e que seria importante eu marcar uma consulta com minha médica para mais detalhes. Comentou que a menopausa costuma acontecer entre os 45 e 55 anos de idade, que a mulher nasce com um estoque de óvulos – a quantidade é determinada por fatores genéticos – e que, em algum momento da vida, esse estoque termina, e a mulher para de menstruar. Esse fim da vida menstrual não acontece de repente, é um processo, são mudanças que vão acontecendo ao longo de um tempo e que trazem mudanças físicas e emocionais, como as que estou sentindo.

Larissa esclareceu que há uma fase de transição, chamada de climatério, em que a produção de hormônios pelos ovários está diminuindo, e as alterações dos níveis de estrogênio e de progesterona provocam uma série de sintomas. Essa fase de transição pode acontecer entre os 41 e os 65 anos, começando um pouco antes da menopausa e se estendendo para depois dela também, na pós-menopausa. Pelo resultado do meu exame, o veredito era de que eu já estava no climatério.

Precisei de uns minutos para processar. Aquilo de que eu desconfiava subitamente era revelado, dito em voz alta, tornado real. Suspirei. Não conseguia dizer nada além de interjeições. "Sério?!"; "Já?"; "Nossa!" Larissa trouxe-me um copo de água e diminuiu dois graus da temperatura do ar-condicionado.

Certamente percebera o suor brotando em minha testa. Puxei um lencinho de papel da bolsa e enxuguei o rosto. A mistura frequente de suor e lágrimas.

Confidenciei para Lari que estava difícil assimilar a notícia da qual, sim, até suspeitava, mas, francamente, eu me considerava jovem para isso, não me via como uma mulher nessa fase.

Larissa fez de tudo para me acolher. Explicou que, antes de pararmos definitivamente de menstruar, passamos pela perimenopausa, e que as mudanças vão acontecendo aos poucos, assim como foi antes da primeira menstruação.

– São as duas pontas da vida reprodutiva da mulher: o início, a preparação para os ciclos menstruais, que antecede a menarca; e o fim, o processo de encerramento dos ciclos, até acontecer a última menstruação, a menopausa. São dois momentos intensos, de mudanças físicas e emocionais – ela disse, acrescentando que a forma como uma mulher vai viver o climatério depende não só de fatores biológicos, mas também da influência dos fatores emocionais e sociais, que podem facilitar ou dificultar, dependendo do que essas mudanças significam para aquela mulher, da história dela.

Era o atestado de que meus hormônios estavam em curto-circuito. Eu tentava me concentrar para continuar ouvindo o que Larissa me explicava. Sim, sabia que eles sofriam influência das emoções e do estresse. Ela dizia que, para afirmar que uma mulher passou pela menopausa, o critério clínico é ter ficado um ano, ou seja, doze meses seguidos sem menstruar. Isso para aquelas que têm ciclos naturais, ovários e útero. Mas que a taxa de FSH é um indicativo de proximidade do fim dos ciclos.

Minha prima acrescentou que algumas mulheres entram na menopausa por conta de cirurgias para retirada do útero ou dos ovários. Contou que foi o que aconteceu com ela, que precisou tirar o útero por causa de um mioma que não parava de crescer, aos 36 anos.

– Para mim, foi assim, de repente. Fiquei sem chão no começo. Primeiro, a preocupação com a cirurgia. Depois de superar essa parte, vieram os sintomas da menopausa precoce. Tive muita insônia, cheguei a ficar uma semana inteira sem dormir, até que iniciei o tratamento com indutor de sono e a terapia hormonal, que foi o que meu médico indicou na época.

Larissa olhou para mim, parecendo avaliar se prosseguia ou não. Disse que o mais doloroso para ela foi não poder engravidar.

– Eu queria passar por uma gestação, e isso não foi possível. Não tive tempo nem de tentar ficar grávida.

Lari contou que, aos poucos, foi fazendo as pazes consigo mesma encontrando outros caminhos, com um olhar de mais carinho com o seu corpo, inclusive com as limitações dele. E que hoje percebe que o fim de seus ciclos, mesmo precoce, foi um percurso em direção a essa maturidade, um reencontro com ela mesma.

Tentava processar o que ouvia de minha prima. Eu me lembrei vagamente de algum comentário na família sobre a cirurgia de Larissa e que havia ficado tranquila ao saber que tudo tinha corrido bem. Não fazia ideia do que tinha significado para ela. Quantas dores enfrentamos caladas? Por que nunca perguntei mais a fundo como a Lari estava? Eu sabia a resposta: com certeza, andava ocupada demais com minha rotina, funções, papéis, horários. Sempre correndo, sempre com pressa.

Mas Larissa não parecia estar ressentida comigo e abriu um sorriso ao perguntar se eu me lembrava do quanto ela gostava de dançar quando éramos adolescentes. Claro que me lembrava. Imediatamente me veio a cena de quando a família alugou uma *van* para assistirmos todos à apresentação de balé dela no Teatro Municipal de São Paulo. Viajamos três horas na ida e três na volta só para ver minha prima dançar. Era como se os pés dela mal tocassem o palco, a expressão transcendente no rosto. No final, uma chuva de aplausos, como se conhecêssemos ali uma versão paralela da menina que vimos crescer.

Larissa reiterou que amava o balé, mesmo com todas as dificuldades que enfrentara para dar conta das muitas horas de aulas e da disciplina dos ensaios. Que sentir-se viva dançando fazia que tudo valesse a pena. E aí veio o convite para se profissionalizar, a oportunidade de estudar na filial do Bolshoi que seleciona alunos aqui no Brasil. Embora Lari quisesse muito continuar no balé, sonhava também em estudar Medicina, carreira que os pais consideravam mais segura para ela.

– E naquela época, quando vivi o dilema entre fazer a faculdade ou me aprofundar no balé, eu não consegui seguir o meu coração. Deixei a dança de lado e mergulhei na Medicina, profissão que eu amo e que me realiza de várias formas. Mas o que não percebi naquele tempo é que uma parte minha ficou amputada quando desisti de dançar. Uma dor que eu só consegui enxergar claramente depois do mioma, depois da menopausa.

Larissa contou que, quando tudo isso veio à tona, ela levou bastante tempo para se sentir bem, para se recompor. No meio

Depois da última lua

desse processo, voltou a dançar. Não profissionalmente, mas voltou a fazer aulas de balé, e aquela luz se acendeu de novo dentro dela, depois de tantos anos apagada. E concluiu:

– Continuo dançando até hoje, sempre que tenho vontade.

Impactada com a história de minha prima, com tantas dores e tanta força de vida, eu queria conversar mais, saber mais sobre a Lari, dizer que podia contar comigo, pedir desculpas por não ter me aproximado naquele tempo. Mas as palavras não saíram. Fiquei olhando para ela, na esperança de que aquele olhar transmitisse um pouco do que queria lhe dizer.

Minha prima prosseguiu, parecendo ter fechado com um suspiro a caixa daquele assunto doloroso. Ela sorriu e me avisou que meu ciclo poderia se tornar irregular, menstruando em um mês e ficando dois sem sangrar; depois, menstruando novamente, até que parasse em definitivo. Comentou que muitas mulheres passam pelos "fogachos", as famosas ondas repentinas de calor, que podem vir acompanhadas de suores frios. A lista de sintomas do climatério é enorme, segundo ela, e eu poderia pesquisar com calma, mas queria que eu soubesse que nem toda mulher vai passar por eles da mesma forma.

Talvez por perceber minha expressão de desamparo, Larissa acrescentou:

– Por ora, minha prima, acho que é importante você tirar um tempo para assimilar, digerir tudo isso, conversar com a sua gineco. E com outras mulheres também. É um processo natural da vida, mas há muitos tabus e dúvidas a respeito. Posso te passar alguns *sites* que trazem informações confiáveis.

Lembrei-me do comentário irônico do motorista e de como me senti humilhada ao virar motivo de chacota para aquele

Veredicto | CAPÍTULO 2

homem. E ali estava eu, recebendo a confirmação de que minha vida reprodutiva estava mesmo chegando ao fim, meus ciclos menstruais, perto de terminarem. A menopausa esperando-me logo ali na esquina.

Minha sensação era a de uma espinha de peixe entalada na garganta. Provavelmente, Larissa tinha razão, eu levaria um tempo para assimilar. Descobriria mais tarde que a palavra "menopausa" tem origem etimológica no grego *men*, que significa "mês", e *pausis*, que quer dizer "pausa", "término". Ou seja, o fim da visita mensal da menstruação.

Larissa sugeriu uma cantina charmosa para almoçarmos, perto da clínica. Pedi uma salada de folhas, legumes e uma carne grelhada. Estava realmente mais difícil equilibrar a balança nos últimos anos. Se comesse uma massa ou um doce, parecia que iam direto para as gordurinhas da barriga. Sem falar no colesterol, que teimava em permanecer no limite.

Eu me vi mais calada durante o almoço. Não consegui apreciar a companhia de Larissa como gostaria. Seria esse um novo sintoma? Em vez da fala desenfreada, parecia que o espinho entalado na garganta impedia as palavras de saírem. Terminamos o almoço com um cafezinho, sem açúcar, e me despedi da Lari, com a promessa de não ficarmos tanto tempo sem nos encontrar.

Minha mente estava em outro lugar, ocupada com a enxurrada de perguntas que me atormentariam nos dias seguintes. O que vem a seguir? Essa insônia vai continuar? Como vou trabalhar desse jeito, com essa falta de concentração? O suor da outra noite já era um fogacho? Daqui para a frente vai ser ladeira abaixo? Vou continuar como um trem desgovernado? Até quando? Eu nem gostava tanto assim de menstruar, mas, de repente, antecipei a saudade de escolher absorvente na farmácia, e me arrependi de deixar sempre para depois o copinho coletor que tinha comprado. Talvez nem tivesse mais tempo de experimentar.

"Nossa, não poderei ter mais filhos." Esse pensamento estacionou como uma nuvem cinza em meu peito. Paramos de tentar desde que Alice tinha uns cinco anos. Eu me sentia realizada com a maternidade de minha filha. Mas me dar conta de que acabava de vez a possibilidade de ver minha barriga crescer de novo, de segurar no colo um bebê saído de mim, revolveu em mim uma tristeza que nem sabia que me habitava.

Larissa

Inês ficou calada durante todo o almoço. Será que não consegui acalmá-la? Sei bem como é esse silêncio entalado que tira até a fome da gente. Inês é três anos mais nova, às vezes até esqueço. Ela sempre foi mais séria. Era engraçado isso. Tia Lu, toda descolada, divertida, e a filha dela, toda formal.

Fomos bem próximas no fim da adolescência, principalmente quando estudávamos para o vestibular; eu, para Medicina, ela, para Ciências Sociais ou Jornalismo, acho que estava em dúvida entre as duas. Depois fui estudar em Campinas, e ela foi fazer Ciências Sociais em Londrina, e nos distanciamos.

Não sei por que é tão difícil retomar o convívio da infância, manter por perto as pessoas que guardam um pouquinho do que fomos um dia, agora que moramos na mesma cidade. Bem, fico feliz de ela ter me

Veredicto | CAPÍTULO 2

escolhido como médica. Isso nos garante pelo menos um encontro anual. Mas desta vez foi um pouco diferente. Dava para sentir a apreensão da minha prima, a ansiedade diante do que sabia que iria ouvir.

Inês é uma mulher antenada com a vida, tenho certeza de que, em algum momento, ela percebeu onde aqueles sintomas iriam chegar. E fico até honrada por ela ter confiado em mim para lhe dizer em voz alta. Nada é por acaso. Talvez ela tenha adivinhado, ou melhor, intuído, que eu conhecia aquele caminho, as dores e incertezas do fim dos nossos ciclos, e que poderia acolhê-la. Ela não veio me procurar como cardiologista, mas como mulher que já passou por essa experiência. E acredito que vai ficar bem.

Fiquei na dúvida sobre até onde lhe dizer. Não queria sobrecarregá-la com aqueles anos sombrios da minha vida. Abrir a gaveta daquelas memórias continua sendo doloroso, mas não me sufoca mais. Algumas lembranças se tornaram nebulosas, confusas. Não a do hospital, porque dessa nunca me esqueço. Não me esqueço de quando acordei depois de arrancarem meu útero e sentir aquele buraco latejante em mim. Não sabia mais se a dor era no corpo ou na alma. Dava vontade de chorar toda vez que eu via uma mulher grávida, a barriga preenchida, e a minha, vazia, oca. Era quase insuportável ficar no mesmo ambiente.

Foram anos e anos de terapia para diminuir a raiva que eu sentia da vida: por que eu? A raiva que eu sentia de mim: o que fiz de errado? Se eu tivesse feito outras escolhas, se não tivesse esperado tanto para tentar engravidar, teria sido diferente? Se tivesse ouvido mais meu coração?

Minha mãe sempre foi muito diferente da irmã, tia Lu. Nunca trabalhou fora, não fez faculdade, não tinha sequer independência financeira. Acho que se arrependia disso e queria que eu seguisse outro caminho. Insistia para que eu fizesse Medicina, como se essa

Depois da última lua

fosse a garantia de uma vida plena e de reconhecimento. Talvez até um desejo dela de se realizar, ainda que através de mim. Tenho certeza de que minha mãe achava que era a melhor escolha para mim, que me garantiria um futuro seguro, sem depender de ninguém.

Amo ser médica. Não fui obrigada a escolher Medicina. Fui eu quem decidi. Só não tinha noção do quanto me custaria ter abandonado a dança. Acontece que naquele momento as duas atividades eram incompatíveis. Ambas me exigiriam dedicação integral. Optei pela mais racional, a que me faria ser levada a sério pelo mundo, pelo menos era o que eu pensava.

Mas, quando me vi no momento mais doloroso de minha vida, perdida em arrependimentos e culpas, foi a dança que me trouxe de volta. Lembro-me das sessões com minha psicóloga em que eu tentava me convencer de que havia feito as escolhas possíveis, com as ferramentas que eu tinha quando jovem, e buscava desesperadamente uma forma de me sentir bem na minha própria pele. Vieram as lembranças do tempo do balé, e eu com medo de tentar de novo. E se eu constatasse que não conseguia mais dançar? Outro fracasso, outra perda?

Resolvi fazer uma aula para adultas em uma academia bem longe, onde ninguém me conhecia. Calcei as sapatilhas e, mesmo enferrujada, estava tudo ali dentro de mim. Eu sabia o que fazer. Meu corpo nunca esqueceu, com a música me conduzindo para a frente, para o próximo passo. Nunca mais parei.

Fui me vendo inteira de novo. A doutora Larissa e a bailarina Larissa habitando o mesmo corpo, com prazer, sem deixar nenhuma parte de fora. Viva. Já sei! Vou chamar Inês para uma aula de dança um dia desses.

CAPÍTULO 3

Encarando as sombras

Voltei atrasada e ofegante para o trabalho. Amanda, psicóloga da empresa, viu-me do corredor:

– Inês, a primeira candidata chegou para a entrevista.

Disfarcei a surpresa e abri a tela, constatando a anotação na agenda do computador: entrevistas de seleção para vagas na empresa. Como é que eu havia me esquecido disso? Por sugestão do meu departamento, estamos selecionando pessoas com um perfil 60+.

A empresa, que vem se expandindo na última década, produz cosméticos veganos ecologicamente sustentáveis. Tem como pilares o cuidado com o meio ambiente, a inclusão social e o respeito à diversidade e adota práticas que promovem a qualidade de vida dentro das equipes.

Não pude deixar de notar a estranha coincidência. Justo no dia em que recebi o atestado de que sou oficialmente uma mulher, digamos assim, "madura", vou entrevistar um grupo de pessoas de mais de sessenta anos. Não tenho mesmo para onde correr. A passagem do tempo martelando em minha mente, com a canção de Caetano: "[...] Compositor de destinos/ Tambor de todos os ritmos/ Tempo, tempo, tempo, tempo [...]".[6]

Amanda passou em minha sala cinco minutos depois e fomos juntas para a primeira entrevista. O nome dela era Deise, uma senhora de 64 anos que usava um vestido na linha do joelho, com um colar longo de pedrinhas claras. Ela tinha uma mecha cinza-escura no meio dos cabelos brancos. Esse detalhe – a mecha de tom diferente – somado aos óculos de aros violeta me deram a impressão de que havia mais vida pulsando naquela senhora do que se imaginava à primeira vista.

Pedimos que ela se apresentasse. Deise contou que era professora aposentada e tinha passado os últimos anos se dedicando à família. Mencionou que tinha dois netinhos, um menino e uma menina, que ficavam o dia todo na escola. E que os filhos dela estavam sempre ocupados, sem tempo para nada. A não ser nos fins de semana, quando a família conseguia se reunir.

Deise piscou os olhos por um instante que pareceu mais longo e disse que, por alguns anos, a percepção de estar envelhecendo a deixara em uma tristeza crescente. Seu sentimento era de que, por mais que fizesse, estava sempre perdendo: havia perdido o trabalho, a disposição, o corpo da juventude, e não tinha muita utilidade para os filhos.

Travei os dentes com força para segurar o nó na garganta que chegou de mansinho, a vontade de chorar se insinuando em meus olhos. Engoli alguns goles de água, tentando desviar

---

6. ORAÇÃO ao tempo. Intérprete: Caetano Veloso. Compositor: Caetano Veloso. *In: Cinema transcedental*. Intérprete: Caetano Veloso. Rio de Janeiro: Philips, 1979. 1 disco vinil, faixa 2 (3,45 min).

Encarando as sombras | CAPÍTULO 3

o foco, repetindo para mim mesma que não iria chorar ali, não no meio de uma entrevista do trabalho.

Deise continuou sua história. Mencionou que o filho a levara à geriatra, preocupado com seu desânimo. Disse que achava já ter cumprido todo o *script* que o mundo esperava dela como mulher, esposa, mãe, professora – tudo certinho –, mas não entendia por que continuava se sentindo mal. Achava que tinha desempenhado bem aqueles papéis, mas parecia não ter sido o suficiente. Além de esposa, mãe, professora, agora não sabia ao certo quem era, e começou a se perguntar se estaria vivendo a crise da terceira idade.

– Eu comecei a me perguntar sobre o que mais poderia fazer – ela disse. – E me assustei ao perceber que não fazia ideia do que eu queria dali para a frente, mas certamente não era ficar esperando o fim da vida no sofá. Tive que ir descobrindo, aos sessenta anos, alguma coisa que me despertasse interesse. Foi quando ouvi sobre o Projeto Escola de Portas Abertas, que incentiva a participação da comunidade e das famílias nas escolas públicas, promovendo atividades educativas e culturais. Depois de uns dias ensaiando, fui até a escola do meu bairro para saber mais. Resultado: eu me ofereci para dar aulas de redação para os adolescentes aos sábados, na própria escola. E foi ali que me encontrei – acrescentou, abrindo um sorriso.

Contou que se sentia realizada trabalhando com os jovens, mas que queria fazer algo também nos outros dias da semana. Por isso se interessou pela vaga na empresa, achando que poderia contribuir na área de comunicação com sua experiência em Letras e que seria empolgante conviver com o pessoal "moderno" dali. Eu e Amanda nos entreolhamos, discretamente lisonjeadas com a definição de "modernas" aplicada a nós.

Eu me senti inspirada por Deise. Queria lhe dizer que sua energia era contagiante, que me dava esperança. Mas, em vez disso, apenas sorri formalmente e sugeri um intervalo para o café. Fui direto para o banheiro passar uma água no rosto enquanto negociava com o caldeirão de emoções que borbulhavam em mim. Será que iria me acostumar com isso?

Ouvi a história de Deise pelo filtro dos meus medos, das minhas angústias. Como seria chegar aos sessenta anos? Aos setenta? Deise certamente já havia encerrado seus ciclos. Como teria sido para ela? Não poderia perguntar algo tão íntimo, estranho demais para uma entrevista de trabalho.

E se a empresa incluísse esses temas nas atividades organizadas pelo meu departamento? Toda a equipe se beneficiaria de um espaço para acessar informações sobre as fases da vida, as crises previsíveis, e refletir sobre seus planos e expectativas. Um ponto de partida para a vida madura com qualidade e bem-estar. Era uma ideia interessante. Quem sabe uma forma de canalizar o que eu vinha passando.

Resolvi falar com Amanda para trabalharmos juntas na elaboração desse projeto. Não deixava de ser um tema delicado, com tabus para homens e mulheres, mas o medo nunca impediu minhas iniciativas. Ao contrário, sempre gostei de desafios.

E, mais uma vez, pensei em minha mãe. Dona Lu coordena grupos de mulheres há mais de quinze anos. Quantas vezes a ouvi falar sobre o fim dos ciclos femininos? Obviamente nunca dei a devida atenção. Para mim, era apenas um fato previsível na vida das mulheres, e jamais me perguntei como seria na minha vez. Parecia distante de acontecer. Por que pensar nisso antes da hora? Por outro lado, se era para ser um processo natural, por que essa confusão toda comigo?

Por que tantos pensamentos recorrentes sobre ficar velha, perder o controle, adoecer? Junto, o familiar frio na barriga e a sombra da morte projetada no fim do túnel. Será que seria tão ruim assim encarar de vez esses medos? Não queria mais ficar fugindo, me negando a enxergar o que todo o meu corpo gritava. Eu me lembrei de quando Alice tinha uns cinco anos e me acordava no meio da noite para que eu fosse com ela acender a luz do seu quarto. Ela queria ter certeza de que não tinha nenhum fantasma por lá. E eu? Do que tanto eu tinha medo? Precisava acender a luz do meu "quarto" interior, dissolver as sombras e dar nomes aos meus fantasmas. Talvez não fossem tão assustadores assim. Inspirei fundo. Coragem era o nome do novo sentimento.

A frase de minha mãe ecoou em minha mente: "Você não precisa passar por tudo sozinha". No mesmo instante, eu soube o que fazer.

Deise

Será que falei alguma coisa errada? Meu filho sempre diz que falo demais, me exponho para pessoas que nem conheço direito. Será que elas perceberam que estou nervosa? Meu Deus, nem lembro quando foi a última vez que passei por uma entrevista de emprego, talvez uns quarenta anos atrás, quando assumi como professora primária no Colégio Santa Edwiges.

Depois da última lua

É tão raro ter uma vaga interessante para alguém da minha idade. Eu não podia perder essa chance. Mas não quis esconder nada nem passar a impressão de ser alguém que não sou. A moça da direita, a psicóloga, sorria para mim o tempo todo, acho que para me incentivar a continuar falando. A da esquerda, talvez a chefe, acho que dos Recursos Humanos, parecia distraída, como se quisesse terminar logo com aquilo. Será que fui muito entediante para elas? Esse pessoal mais moderno gosta de gente dinâmica, mais ativa.

Adoro os produtos dessa empresa. Os cremes têm um cheiro maravilhoso, tudo natural, de sementes, óleos da Amazônia. Tem até um para o pé que é maravilhoso, dá jeito em toda pele seca.

Como é que eu ia explicar o motivo de querer trabalhar na empresa? Tive que falar da minha depressão depois da aposentadoria, mas não usei essa palavra. Falei tristeza, desânimo. Até pensei em dizer umas coisas bonitas, que eu queria me reinventar na terceira idade – o que não deixa de ser verdade –, mas para mim não foi tudo tão florido assim. Foram longos anos até cair a ficha de que eu não ia conseguir recuperar o tempo em que estive sempre ocupada, dando aula em três períodos para pagar as contas, quando meus filhos eram pequenos. Eu achava que, depois que me aposentasse, iria recuperar a convivência que não tivemos naquela época, que iria recompensá-los. Mas a situação se inverteu. Agora são eles que não têm tempo para mim. Que não precisam mais de mim. Eu entendo, eles estão formados, com bons empregos, e precisam dar duro para sustentar a vida.

Sei que fiz o melhor que pude para criar meus meninos. Só me dói não ter tido mais tempo com eles, de conversar, ficar junto, passear. Passou tão rápido!

Eu me aposentei, fizeram até festa. Depois, passei meses indo do sofá da casa de um para o sofá da casa do outro, esperando

Encarando as sombras | CAPÍTULO 3

enquanto estavam no trabalho, ou enquanto levavam as crianças para algum compromisso – as crianças de hoje têm a agenda tão cheia quanto a dos pais. Eu me sentia encolhendo e enrugando naqueles sofás, como uma maçã esquecida na fruteira. Parecia que eu estava desaparecendo, não servia para mais nada. Só me restava esperar pelo fim da vida.

Meu filho mais novo percebeu que eu andava de cabeça baixa, só assistindo à TV, e me levou à médica de idosos, boazinha ela. Mesmo sendo nova – acho que a geriatra tinha uns 45 anos –, falou umas coisas bem do jeito que eu estava sentindo. Ela me passou umas vitaminas, um pozinho para tomar com leite e insistiu com meu filho para eu fazer exercícios e sair mais de casa.

Só sei que acabei cansando de ter pena de mim e decidi olhar com outros olhos para o que eu tenho de sobra desde que aposentei: finalmente, pela primeira vez na minha vida de adulta, eu tenho tempo. E posso escolher o que fazer com ele. Só não posso cobrar dos meus filhos que me façam companhia, pois o momento deles é outro. Eu é que não tenho mais as cobranças de trabalho nem as necessidades da família para atender. Mas acabei me esquecendo de mim pelo caminho. O que fazer com meus dias agora que sou dona deles?

Então comecei a olhar com curiosidade para mim mesma. Quem eu era antes de ser esposa, mãe, professora, avó? Antes de ser aposentada? Lembrei o quanto eu gostava de aprender tudo que caía nas minhas mãos. E o quanto gostava de ensinar, da troca com a garotada, do brilho nos olhos quando eles finalmente entendiam o que eu estava ensinando.

E não contei aqui, na entrevista de emprego, mas eu quase implorei para me deixarem dar as aulas de redação como voluntária na escola estadual do lado de casa. A moça da secretaria, com muita má

Depois da última lua

vontade, disse que ninguém ia aparecer, que os alunos eram desmotivados. Que nada! Pedi licença e passei nas salas de aulas do Ensino Médio convidando a moçada e, devagarzinho, foram aparecendo, um falando para o outro da prô Deise, como eles me chamam. Hoje as aulas são disputadas até. E fazemos muito mais do que redação, discutimos temas atuais, tive que me reciclar! Converso com a molecada sobre os planos de vida deles, projetos para o futuro. Todos nós saímos ganhando desses encontros.

Imagino que, se eu entrar na empresa, meus dias vão ser bem animados por aqui. Se não der certo, tudo bem, posso abrir uns horários de aulas individuais à tarde, lá em casa mesmo. O que tenho certeza é de que não vou ficar parada. Como dizia minha avó, água parada cria limo.

CAPÍTULO 4

Noites sem luar

Às seis e quinze da tarde de quinta-feira, estacionei em frente à casa de dona Lu, na rua tranquila de paralelepípedos do interior, e senti meu coração desacelerar. Percebi, com certa surpresa, o quanto queria estar ali. Não era fácil admitir isso. Havia passado muitos anos provando que sou uma mulher forte, independente, que dá conta de tudo. Uma mulher moderna, que trabalha fora, tem uma carreira profissional estável e que consegue, na maior parte do tempo, equilibrar as demandas da família, do trabalho e da casa. Mesmo que o preço invisível para isso seja o estresse diário e o bruxismo que teima em desgastar meus dentes.

É verdade que me sinto capaz, realizada e produtiva. Mas sei na pele que, para encarnar a mulher forte, empurro para debaixo do tapete qualquer fragilidade, qualquer rachadura na armadura de sorrisos e boas maneiras, qualquer medo que possa fazer ruir a aparente fortaleza. Não vejo espaço para inseguranças por aí. Por outro lado, não me admira ver tantos casos de depressão, ansiedade e crises de pânico.

Depois da última lua

Da minha parte, eu me seguro como posso, muitas vezes como quem tenta tampar rachadura com fita-crepe. Confusa, angustiada. Pressentindo o momento decisivo em que o único caminho restante será encarar o predador, sem ter mais para onde fugir.

Chego com a esperança de que minha mãe possa, de alguma forma, me ajudar. Esperança, do latim *spes*, confiança em algo positivo. Se precisar da mãe nessa altura da vida for um sinal de fraqueza, então é oficial: estou frágil. Eu me esforcei tanto para encontrar meu caminho, construir minha história, me diferenciar da figura marcante de minha mãe. E cá estou, de volta à sua porta.

Quantas e quantas vezes fui arredia às tentativas de dona Lu de conversar sobre as questões do feminino. Não é que eu não tenha orgulho da trajetória de minha mãe. Ela deu muitas palestras, participou de cursos na universidade e sempre é chamada para falar desses assuntos em entrevistas de jornais e TV. E eu admiro e respeito tudo isso, de verdade. Mas, ao olhar para aquela senhora distinta, o que vejo é sempre – e apenas – a minha mãe.

Quando liguei perguntando se poderia encontrá-la nessa noite, dona Lu não disfarçou a surpresa, mas aceitou de pronto e tentou soar natural ao dizer que iria preparar o caldo de mandioca que ela sabe que adoro.

Peguei minha bolsa e desci do carro. O tapete de flores amarelas dos ipês de setembro ainda forravam as calçadas. Meu olhar se deteve na casa de minha mãe. De arquitetura simples, uma casa pequena na parte da frente do terreno, com um vasto quintal nos fundos, abrigando o jardim e a horta de dona Lu. A fachada pintada de branco, contrastando com as

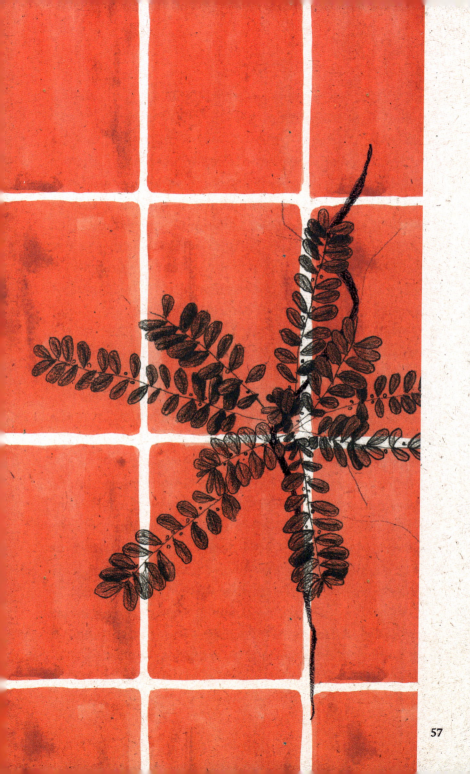

Depois da última lua

telhas de cerâmica colonial. Um arco emoldura o pórtico de entrada, e lajotas terracota – com rachaduras de onde brotam matinhos persistentes – conduzem o caminho da calçada até a porta. Alice costuma dizer que transpor o arco de entrada da casa da avó é como atravessar um portal para outro tempo.

Mas o que mais me chama a atenção é que a casa de minha mãe é pulsante de vida. Aqui e ali as tumbérgias-azuis pendem dos beirais do telhado, mais adiante os ramos de alamandas--amarelas dançam ao vento e o canto dos sabiás escondidos nas primaveras anuncia o pôr do sol adiantado. A casa de dona Lu se entrelaça à natureza e dela empresta cores, sons, movimentos e aromas.

Tudo ali convida a perceber o momento presente, a desacelerar e acolher as sensações do agora. Repousei os olhos por alguns instantes, ansiando ser invadida pela brisa fresca, pelo cheiro do mato e das flores, pelos barulhinhos dos pássaros e dos grilos do entardecer. Quando os abri, encontrei os olhos de minha mãe me observando da porta.

Estampei meu melhor sorriso e caminhei em direção a ela, enfim mergulhando em seus braços profundos. Não me importei de as lágrimas transbordarem silenciosas pelo meu rosto, molhando meu pescoço e desaguando no peito de dona Lu. Que bom estar aqui. Envolvida pelo perfume de madeira e folhas frescas, o cheiro conhecido do colo de minha mãe.

– O que foi, minha filha? O que está acontecendo? – ouvi baixinho sua voz amorosa. Eu queria não precisar falar. Ser de novo a criança que a mãe decifra apenas com o olhar.

– Mãe, eu tô chegando à menopausa – consegui dizer, ainda abraçada a ela.

Dona Lu abraçou-me mais forte e depois me encarou, assimilando aquela informação. E então sorriu para mim com tamanho aconchego que tive certeza – pela primeira vez em muitos dias – de que tudo ficaria bem.

– Vamos entrar, filha. Arrumei a mesa no quintal para nós – foi apenas o que ela disse.

Atravessamos a sala, onde o gato Teo dormia na poltrona de balanço. Dona Lu adotou o gatinho rajado há uns cinco anos, quando o encontrou encolhido na sarjeta em um dia de chuva forte. Fiz um cafuné rápido na cabeça dele, que se contentou em levantar os olhinhos verdes e voltar a cochilar. Aos pés da poltrona, reconheci o cesto com o crochê começado por minha mãe em uma paleta de cores do pôr do sol.

Sobre a mesa antiga de carvalho da sala de jantar, reparei nos quatro ou cinco livros com post-its amarelos marcando páginas, na jarra de água com folhas de hortelã e em uma xícara de chá deixada pela metade em algum momento do dia. Dona Lu vivia bem sozinha, ou melhor, na própria companhia, como fazia questão de explicar.

O cheiro delicioso do caldo de mandioca preenchia toda a casa. Certamente tinha um toque de alecrim. Aprendi a reconhecer os aromas vindos dos temperos e ervas da horta de dona Lu, que faziam toda a diferença nos pratos preparados por ela. "Precisamos alimentar o corpo e a alma", vivia dizendo.

Dona Lu abriu a porta veneziana de madeira que dava para o quintal dos fundos. O jardim e a horta eram exuberantes durante o dia, com as moitas de lavanda, manjericão, alecrim, capim-cidreira, hortelã, azaleias, hortênsias, e, nos canteiros de hortaliças, tomates, abóboras e berinjelas escalando as treliças

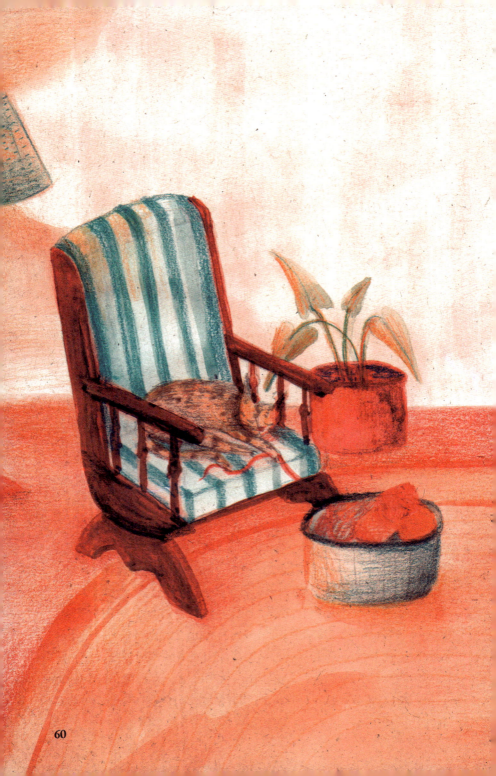

margeados pelas jabuticabeiras, pelo limoeiro, pelos pés de laranja e de acerola, com orquídeas amarradas em seus troncos, e pelas roseiras de cores variadas. Contudo, na chegada da noite, estava igualmente encantador: um cordão de pequenas luzes amarelas iluminava o caminho e o cheiro adocicado da dama-da-noite recém-aberta nos dava boas-vindas.

Embaixo do caramanchão coberto pelos ramos vistosos do pé de maracujá, minha mãe havia preparado a mesa com a toalha xadrez, a caçarola com o caldo apetitoso e uma travessa com couve fresca da horta, picada bem fininha. Não estava frio, mas dona Lu tinha acendido alguns pedaços de lenha no círculo montado com paralelepípedos que ela chamava de lareira de jardim. Minha mãe adorava aquele fogo aceso. Uma vez me contara sobre a deusa Héstia, representada, na mitologia grega, pelo fogo da lareira no centro da casa, um símbolo da hospitalidade e do aconchego do lar. Confesso que gosto de ouvir o estalar da madeira queimando. Acompanhar o balé das brasas em movimento tem um efeito relaxante, como se tudo entrasse em câmera lenta.

Nós nos sentamos e dona Lu serviu o caldo nos pratos fundos de louça branca com arabescos em azul *royal*, que me remetiam à infância. Daquele conjunto, só sobraram uns poucos pratos fundos e duas xícaras de chá. Os demais quebraram-se ao longo dos anos. O gato Teo veio nos fazer companhia, enroscando-se nas minhas pernas, a luz do fogo refletida nos olhos brilhantes do felino. Foi minha mãe quem interrompeu o silêncio:

– Então você está perto do fim dos seus ciclos, filha?

Depois da última lua

Confirmei com a cabeça. Disparei a falar sobre os exames pedidos por Larissa e o veredito:

– Meus óvulos estão acabando, meus hormônios enlouquecidos, nem sei se vou menstruar mais. Eu me sinto fora de controle, fora de órbita, uma estranha para mim mesma. Uma hora estou soltando fogo pelas ventas, irritada como um fio desencapado, dali a pouco parece que tem um rio de lágrimas dentro de mim e começo a chorar em qualquer lugar. Sem contar que minha cabeça está na lua, tenho que fazer muito esforço para me concentrar. Não consigo dormir direito, acordo de madrugada e não durmo mais. E nem falei dos sonhos estranhos que me atormentam. Não estou gostando nada disso, mãe.

Precisei fazer uma pausa e comecei a tomar meu caldo. Que delícia, o calor da sopa de minha mãe descendo pela garganta, aquecendo meu corpo e meu coração. Deixando em evidência o quanto eu estava cansada, contrariada, não queria lidar com aqueles incômodos inconvenientes que – pior – pareciam estar só no começo. Aquilo tudo não tinha data para acabar. Será que um dia iria passar?

– Ah, as noites sem luar… – dona Lu deixou escapar.

Levantei instintivamente os olhos para o céu, as primeiras estrelas surgindo, nem sinal da Lua. Percebendo minha confusão, ela se adiantou:

– É que me lembrei de como foi para mim, Inês. Eu tinha 53 anos, sabia que estava perto de acontecer, minhas amigas já estavam encerrando seus ciclos, falavam a respeito. Mesmo assim, quando ela chegou, quando me dei conta de que era a minha vez, não foi fácil.

Noites sem luar | CAPÍTULO 4

Dona Lu fez uma pausa e tomou algumas colheradas do caldo. Eu me acomodei na cadeira, certificando-me de que dessa vez estava pronta para ouvir a história dela.

– A sensação que eu tinha – continuou, parecendo escolher as palavras – era exatamente a de estar em uma noite escura, tateando ao meu redor, sem a luz da lua para me guiar. Nessa época, eu já havia aprendido a conhecer meu ciclo, identificar quando eu estava mais ativa e os períodos de recolhimento. Eu conseguia me entender dentro das minhas fases, percebia e respeitava meu ritmo. Estava satisfeita com isso. Aí, de repente, tudo foi embora, eu não tinha mais ciclo, não me reconhecia, era como se alguém tivesse puxado o tapete e me deixado sem chão.

Aquela sensação soou bem familiar para mim.

– É tão estranho, mãe. Você sabe que eu nunca fui grande admiradora da menstruação e não tenho a intenção de ter mais filhos, mas saber que minha vida fértil está acabando me deixou triste. Como uma porta que se fecha para sempre. Nunca mais menstruar, nunca mais engravidar, o peso desses "nãos" me consumindo. Fiquei até me perguntando se lá no fundo eu não queria mesmo ter tido mais um bebê. Talvez a chance de amamentar de novo, de uma forma mais leve, sem as cobranças que tive no tempo de Alice, teria sido uma boa experiência. Mas o esquisito é que, se penso nisso com a razão, sei que vai ser um alívio não me preocupar com uma gravidez nessa altura da vida.

No instante em que me ouvi dizer a palavra "gravidez", eu me lembrei do sonho. E descrevi para dona Lu o sonho esquisito em que ela aparecia grávida – bem barriguda – ao meu lado.

Minha mãe me olhou fundo nos olhos por alguns instantes. Ela aproximou seu corpo do meu, sobre a mesa, e confidenciou:

– Inês, você sabe que os sonhos falam sobre quem sonha, e não sobre quem aparece no sonho, não é? Seu inconsciente criou uma bela imagem para você, minha filha.

E, sem dar tempo para que eu pensasse melhor a respeito, ela continuou:

– Há muitas camadas em tudo o que vivemos, Inês. Sim, tem o alívio e a liberdade sexual depois da menopausa, sem o risco de engravidar. Estamos mais livres para experimentar o prazer, mais maduras, sem tantas amarras. Mas também habita em nós o luto pelo fim da vida reprodutiva. Lembra que sempre falo sobre o ciclo da vida-morte-vida? Estamos constantemente vivendo mortes simbólicas de aspectos nossos que deixam de existir para que algo novo possa nascer ali na frente. E nos despedindo de partes nossas que vão se transformando.

Não posso negar que meu primeiro pensamento foi: "lá vem ela com o discurso de sempre, a história dos ciclos e da natureza". Mas algo em mim freou esse pensamento. Quero superar essa barreira, colocar de lado a resistência que ergui em relação a minha mãe. Baixar a guarda e tentar ver o que ela insiste em me mostrar. Sei que seus braços estão estendidos para mim. Quero aceitá-los desta vez, ainda é tempo. Não quero me sentir ameaçada, sua força não me diminui; ao contrário, pode me levar adiante, como uma onda suave que conduz em segurança até a areia da praia. De repente, meus ouvidos pareceram se abrir. Eu a ouvia, finalmente, em alto e bom som.

– A natureza traz muitos exemplos, Inês. Ela é nossa grande professora, tudo nela nasce, cresce, chega ao ápice, vai minguando e morre para se decompor e depois surgirem novas formas de vida. Nossa vida emocional também é assim, passa por muitos ciclos de vida-morte-vida. E essas passagens, que são até esperadas no percurso da vida, podem se tornar momentos de crise e até de adoecimento.

Fixei meu olhar no jardim, encoberto pela penumbra da noite. Costumo admirá-lo como uma fonte de vida exuberante, mas o que minha mãe acabara de dizer fazia todo o sentido. Havia morte ali também, da vida orgânica que se decompunha para alimentar novas plantas e animais. Nós nos acostumamos a negar a morte, a não reparar nela nem mesmo na natureza, quanto mais dentro de nós. Não é à toa que estou me debatendo com questões do envelhecimento. Existe vida após a morte da fertilidade do meu corpo? O que pode nascer depois disso?

Minha mãe recostou a colher no prato e o afastou para o lado. Parecia absorta nos próprios pensamentos, alisando a toalha da mesa com a mão, juntando um fio ou outro de couve que caíra por ali. Continuou:

– O que eu quero dizer, Inês, é que tem um luto latente na menopausa. Embora nem todas as mulheres entrem em contato com isso. Até porque as cores desse luto vão depender da história de cada uma, de como viveram seus ciclos. Dores físicas e emocionais podem aparecer ou serem revisitadas nessa fase. Sabe, filha, a capacidade de gerar das mulheres vai muito além dos filhos biológicos. Somos férteis de ideias, projetos, relações. Estamos sempre criando em muitas áreas da nossa vida, sem nem perceber. Mas, quando encerramos a possibilidade de gerar filhos, esse fechamento reverbera. Cada uma de nós viveu a fertilidade de um jeito. Pode ter sido uma experiência de satisfação ou de frustração, ou as duas coisas juntas. E vai repercutir na

Depois da última lua

forma como vamos viver o fim de nossos ciclos. Algumas cicatrizes podem voltar a doer ou finalmente serem deixadas para trás.

Acompanhei cada palavra de minha mãe. Imagens de mulheres que eu conhecia passavam por minha mente. Mulheres que engravidaram e pariram, com planejamento e sem planejamento. Mulheres que engravidaram e não pariram. Mulheres que não engravidaram por decisão ou por impossibilidade. Pessoas que ocupam corpos biologicamente femininos, mas que não se identificam com o mesmo gênero. Histórias de infertilidade, de endometriose, de perdas gestacionais, de abortos espontâneos, de abusos físicos, sexuais e psicológicos, de mulheres que entregaram crianças para adoção, de mulheres que se tornaram mães pela adoção e de mulheres que decidiram não ser mães – ainda que a possibilidade de exercer a maternagem vá muito além de filhos biológicos na vida de cada uma de nós.

Também me lembrei de dona Glória, minha vizinha, que hoje tem uns 75 anos. Fiquei muito tocada pela história dela. Ela contou que, quando tinha dezenove anos, se casou com seu Júlio, eles moravam em São Paulo e faziam um trabalho assistencial na pastoral da igreja que frequentavam. Era o ano de 1969, e os órgãos de repressão da ditadura civil-militar prenderam dona Glória, seu Júlio e o grupo da pastoral por quarenta dias, acusando-os de subversão. Ela não entrou em detalhes comigo, mas sofreu torturas físicas, sexuais e emocionais durante esse tempo, chegando a precisar de atendimento médico dentro daquele lugar. Uma jovem de dezenove anos diante de tamanho horror! Difícil imaginar em que condições ela saiu de lá e como conseguiu tocar a vida depois. Mas ela conseguiu. Ela e seu Júlio são muito parceiros um do outro, e tiveram três filhos. E a dona

Noites sem luar | CAPÍTULO 4

Glória tem uma doçura que não é comum de se encontrar. Mas, quando os filhos ainda eram pequenos, ela começou a ter múltiplos miomas nos ovários e no útero. Se chegava a retirá-los, logo apareciam outros, até que o médico indicou uma histerectomia total aos 35 anos. Ela me disse que até hoje convive com sintomas, principalmente os calorões e o ressecamento vaginal, que chegou a fazer terapia hormonal, mas teve risco de trombose e precisou interromper. Fiquei pensando nas violências que ela sofreu e nas sequelas que deixaram, talvez até ligadas ao aparecimento daqueles miomas. Cicatrizes na alma que deixam rastros no corpo. Realmente, cada mulher traz marcas profundas de sua história que impactam na forma como ela vive seus ciclos e o encerramento deles.

A fala de minha mãe me trouxe de volta ao presente:

– Esse luto da última menstruação acontece dentro de um contexto maior de transição. Até os quarenta e poucos anos, estamos ocupadas demais desempenhando os papéis que esperam de nós para provar que somos adultas capazes, que temos valor. E confundimos esses papéis com realização pessoal, com nossa identidade. O tempo vai passando, e alguma coisa começa a borbulhar dentro de nós. Pode vir na forma de algum desconforto insistente, uma angústia sem nome, uma ansiedade que nos escapa. E até se agravar quando se tenta disfarçar com o abuso de álcool, com compras compulsivas ou repetidos casos amorosos. Aquela pressão emocional quase imperceptível do início, que foi ignorada, irrompe na superfície como um terremoto de grande magnitude.

Fiquei um tanto impactada com a imagem mental que criei a partir das palavras de minha mãe. Maldito pensamento

Depois da última lua

visual! Catástrofes da natureza. Vulcão em erupção, terremoto, *tsunami*, esses fenômenos descreviam bem o que eu vinha sentindo. Devo ter transparecido meu mal-estar, pois dona Lu emendou:

– Desculpe, filha, não quero deixar mais pesado, não é isso. O que estou tentando dizer é que, mesmo com as angústias e dores envolvidas, a tal crise da meia-idade é uma oportunidade para olharmos nossas feridas e revermos a vida de outra perspectiva, sabe? Reencontrar algumas perguntas que fazíamos quando crianças e que ficaram esquecidas. Quem eu sou neste mundo? O que desejo para minha vida? E mais: estou satisfeita com quem me tornei?

Acabei me lembrando de Deise, a senhora que entrevistei na empresa, e como ela tentou se reencontrar depois da aposentadoria e dos filhos crescidos. E de como eu mesma me questionei, na outra noite, por que estava angustiada se tudo parecia estar "no lugar" em minha vida. Talvez "no lugar" não fosse o suficiente. Talvez as coordenadas sejam outras daqui para a frente.

Encontrei o sorriso travesso no rosto de dona Lu quando ela acrescentou:

– Eu me lembro bem daqueles seus olhinhos curiosos quando criança, filha. Dos dias no sítio da tia Arlete, e você cheia de terra no cabelo de tanto brincar, com a bolsinha de pano carregada de pedras, folhas e gravetos, vindo me mostrar, antes de desenhar cada um no seu caderno e dar um nome que combinava com o formato deles. Você amarrava os gravetos com barbante, fazendo bonecos pernudos, lembra? E desenhava carinhas nas pedras, com canetinha, fez até uma "família" com elas.

Senti o calor daquela recordação. Eu me lembrava perfeitamente daquela menina, distante no tempo, mas viva dentro de mim. Próxima. Meu centro. O cerne ao redor do qual fui me moldando ao longo da vida. Deixei que as velhas sensações de minha menina me inundassem, de um tempo em que era fácil ser eu mesma, antes de me cobrir com tantas camadas da Inês adulta.

– Parecia tudo mais simples naquele tempo. Você tem razão sobre essa crise toda, mãe. Eu sei que tinha algumas questões que eu não queria olhar, que estavam me cutucando, mas eu não conseguia identificar claramente. Essa pressa que não me deixa ficar quieta, a sensação de estar sempre me cobrando, sempre em falta com alguma coisa. Como você disse, fui ignorando os sinais de alerta, empurrando para debaixo do tapete. E só encarei de verdade quando foram aumentando e me obrigaram a parar, quando chegaram a insônia, a irritação, os esquecimentos. O tempo todo a pressão estava ali, forçando de dentro para fora, me dizendo que não tenho todo o tempo, me chamando a atenção. E cheguei a um ponto sem volta, não dá mais para ignorar e continuar do jeito que era antes, não funciona mais. Mas ainda não sei como vai ser. Estou empacada enquanto o chão se move debaixo dos meus pés, rezando para as placas tectônicas se acomodarem de uma vez!

Dona Lu não conteve o sorriso. Deve ter se segurado para não dizer que eu devia ter feito Artes Dramáticas no lugar de Ciências Sociais. Mas, em vez disso, manteve os olhos no guardanapo de papel que ela dobrava e redobrava. Por fim, repousou uma mão sobre a outra na beirada da mesa e falou:

– O que você está chamando de crise é uma experiência emocional que não acontece no mesmo momento de vida para todas as pessoas. Algumas vão encarar essas pressões por ocasião de uma doença, da perda de alguém querido ou de um emprego, de uma separação conjugal, alguma situação de maior fragilidade em que a pressão interna encontra uma brecha para vir à tona.

Ela prosseguiu:

– O fim dos nossos ciclos é um desses momentos de fragilidade, de transição para uma nova etapa. Pode ser bem turbulento, com o corpo e as emoções fervilhando, assim como foi na puberdade. A diferença é que as mudanças da puberdade vêm com o bônus da juventude, enquanto as do climatério trazem o peso de estar envelhecendo, a realidade de que não somos eternas neste mundo. E como você mesma disse, filha, a passagem do meio[7] traz uma morte implícita, a certeza de que não dá para ser como antes, mas sem antever ainda o renascimento, o que pode vir de novo depois dela.

Concordei com a cabeça. As palavras de minha mãe ecoavam em mim, como fio de Ariadne no labirinto de minhas angústias. Queria muito acreditar que poderia sair melhor de tudo isso. Uma versão 2.0, ou melhor, 4.8, de mim mesma.

Minha mãe continuou:

– Filha, você é estudiosa das Ciências Humanas. Com certeza, sabe melhor do que eu que, desde os tempos primitivos, as diferentes culturas realizam ritos de passagem para guiar os momentos de transição do ciclo de vida. Os ritos funcionam como bússolas emocionais para marcar e orientar essas transições. As histórias e os mitos de cada cultura têm o papel de ancorar, de

---

7. Expressão utilizada no livro *A passagem do meio: da miséria ao significado da meia-idade*, de James Hollis (Paulus, 2008).

dar segurança e referências para os indivíduos. Hoje não temos ritos de passagem significativos em nossa cultura e quase não se fala de mitos e de histórias transmitidas de geração em geração. Não é de se espantar que as pessoas se sintam à deriva e os momentos de transição despertem crises mais graves.

Dona Lu deu um sorriso de canto de boca antes de acrescentar:

– Mas algumas mulheres procuram simbolizar essa passagem do fim de seus ciclos de alguma maneira, com um gesto simbólico que faça sentido para elas.

Comecei a imaginar aonde minha mãe queria chegar. Ai, ai, lá vamos nós. Meu olhar ressabiado não a impediu de prosseguir:

– Nesses anos todos fazendo grupos com mulheres, já acompanhei muitas delas passando pela menopausa. Não sei se você chegou a conhecer a Carmem. Ela contou que, quando soube que estava perto de parar de menstruar, resolveu plantar sua lua no jardim e fazer uma despedida de seus ciclos. Você sabe o que é plantar a lua, não é, Inês?

Posso apostar que dona Lu fez essa pergunta só para achar graça da minha reação.

– E como eu ia me esquecer, mãe? Eu me lembro direitinho da primeira vez que você me falou e que fiquei chocada com essa ideia de mulheres que recolhem um pouco do sangue menstrual, misturam com água e depois derramam em um jardim ou em um vaso de plantas, devolvendo seu sangue para a terra. Achei estranho, confesso, talvez por conta do tabu de que o sangue menstrual é sujo, que temos que escondê-lo quando estamos menstruadas.

Depois da última lua

– É uma pena que essas crenças ainda persistam e muitas mulheres sintam nojo do próprio sangue. Faço questão, sempre que posso, de explicar que o sangue da menstruação é o revestimento da parede do útero que estava cheia de nutrientes para receber um possível embrião. Ou seja, não tem nada de sujo nele, é o sangue da vida, que iria acolher e nutrir um bebê.

– Eu sei, mãe. E acho que fui me acostumando com a ideia das mulheres que plantam a lua, como você diz. Hoje consigo ver com um olhar, digamos assim, mais poético, como uma forma de devolver para a natureza, de forma simbólica, a nutrição que recebemos dela.

– Exatamente, Inês. Olha aí o ciclo da vida-morte-vida de novo. Como o óvulo não foi fecundado, o revestimento do útero deixa de ser necessário naquele ciclo e é descartado no sangue da menstruação. Aí esse sangue é devolvido à terra, onde outras vidas vão nascer, flores e plantas de um jardim. Uma forma de honrar e agradecer à natureza, essa força criadora e mantenedora da vida. Como não ver beleza nisso? Mas respeito quem pensa diferente, quem não se sente à vontade. São muitos séculos de distanciamento do nosso próprio corpo, de desapropriação.

Nunca havia admitido para minha mãe, mas eu mesma havia plantado minha lua duas ou três vezes no vaso redondo de antúrios da sacada de casa e tinha me sentido estranhamente bem com aquele gesto.

Dona Lu prosseguiu:

– Mas precisamos saber que nosso sangue não é sujo nem pecaminoso. É através dos ciclos femininos que a vida humana existe e se perpetua na Terra. Olha o enorme poder de criação que nós temos, como mulheres, por sermos cíclicas! E seria mais tranquilo viver a menstruação se pudéssemos diminuir nossas atividades e nos recolhermos um pouco mais nesses dias, respeitando o que nosso corpo pede. A cobrança para estarmos bem-dispostas e produtivas todos os dias vai contra nosso ritmo. E aí, como não temos como mudar as expectativas sobre nós, passamos a ter raiva da nossa natureza cíclica, da nossa menstruação.

Dona Lu foi até as brasas queimando na pequena lareira e as cutucou com uma vareta, atiçando a chama que parecia dançar em câmera lenta. Ainda em pé, observando o fogo, retomou:

– Voltando à história da Carmem, ela fez a despedida dos ciclos menstruais plantando a lua, agradecendo por seus ciclos terem lhe trazido duas filhas lindas, hoje adultas, que por sua vez lhe deram três netinhos. Foi tão emocionante o relato dela no grupo de leitura que, algum tempo depois, a Marina resolveu fazer o ritual dela também. Como não estava menstruando mais, decidiu escrever uma carta contando sua história desde a menarca, seus ciclos dolorosos ao longo da vida, as cólicas frequentes que a incapacitavam, o diagnóstico de infertilidade após alguns anos tentando engravidar e de ter passado por um aborto espontâneo. Colocou no papel o quanto se sentiu magoada com a vida. Ela fez tudo o que lhe disseram, tratamentos para ovular mais, inseminação artificial, fertilização, e nada. Nem se sentia mais dona do próprio corpo, como se dele só viessem dor e frustração. A chegada da menopausa acabou com qualquer esperança que lhe restava de gerar um bebê.

Eu me lembrei imediatamente de Larissa e do impacto daquela dor.

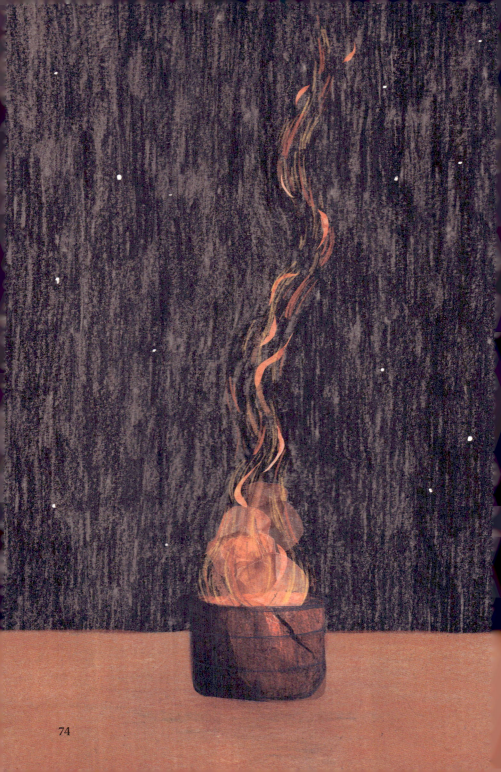

Noites sem luar | CAPÍTULO 4

– Marina contou para o grupo que aquela palavra, estéril, latejava dentro dela, era assim que ela se via, como uma terra devastada onde nada crescia. E, depois de muita elaboração, tomou consciência de que havia ficado um vazio ali, de uma projeção que ela tinha construído e que não se concretizara. Ela não tinha como mudar o que havia acontecido, mas queria escrever uma história diferente a partir dali. Queria adubar o terreno dentro dela e, quem sabe, ver brotar outros caminhos. Por fim, Marina plantou um canteiro de roseiras no jardim e enterrou nele sua carta, simbolizando o renascimento que ela buscava. Eu me emociono até hoje ao lembrar.

Dona Lu levantou os óculos para enxugar o canto dos olhos com o guardanapo.

– Nos meses seguintes, Marina resolveu reformar a casa dela e fez um pequeno ateliê de mosaico, onde ela praticava essa técnica nas horas vagas. O ateliê foi tomando forma, e ela se viu passando cada vez mais tempo lá. Fez vasos a partir de cacos de pratos e xícaras, quadros em alto-relevo, placas com nomes em ladrilhos coloridos. Eu ainda separo para ela os cacos de louças que quebram aqui em casa. Aquele vaso de barro com mosaico azul e branco em que estão minhas colheres de pau na cozinha vieram das mãos dela. E foram chegando pessoas para aprender, logo o ateliê passou a dar cursos, dali saem muitas criações. Um dia ela se deu conta: havia literalmente juntado seus cacos e os transformado em arte, gerando vida nova. Havia se tornado parteira das obras que nasciam em seu ateliê. E ela conta que se sentiu verdadeiramente inteira depois da menopausa, ou melhor, por causa das sombras que encarou nesse período.

Depois da última lua

Consegui apenas assentir com a cabeça. As emoções daquele relato tomavam forma em meu peito. Não mais o turbilhão de sensações desencontradas dos últimos dias. A bagunça que turvava meu íntimo começava a decantar. A dor e o afeto surgiam cristalinos agora, encontrando espaço para fluir.

Eu não havia pedido por essas mudanças. Mesmo assim, a menopausa chegava como uma tia indesejada que se instala sem ser convidada. Mas não era essa uma das certezas da vida? O movimento constante? A impermanência? A inevitável passagem do tempo, a roda contínua da vida-morte-vida, como dizia minha mãe? Que partes minhas eu precisava deixar ir? Ali estavam dona Lu e suas histórias me mostrando que é possível fluir com as águas do tempo e encontrar sentido em outros começos.

Minha mãe se levantou e foi até a cozinha, dizendo que já voltava. As últimas brasas estalavam na lareira e me senti relaxar, um tanto sonolenta, permitindo que meus pensamentos vagassem com liberdade. No leito largo de um rio antigo, onde correram as águas de minha mãe e, antes dela, de minhas avós, bisavós..., agora eram minhas as águas que ali passavam pelo mesmo percurso de chão batido de minhas ancestrais. Senti o medo soltando de minhas costas como uma casca que não serve mais. Não estava sozinha, outras desbravaram aquele caminho antes de mim. Deixaram portos de partida de onde poderia ir adiante.

Marina

Escrevo esta carta porque sinto que preciso fazer algo para me livrar deste peso. Já chega, não quero mais. Como nos filmes, em que as pessoas jogam os sacos de areia para fora do balão para ele ficar mais leve, para voar mais alto. Quero ficar mais leve.

Carmem, do grupo de leitura, fez um rito de despedida dos ciclos dela, e parece que isso a ajudou a seguir em frente. Não sei se vai funcionar para mim. Afinal, ela teve uma história bonita com a fertilidade dela, teve duas filhas, e, por mais que a vida de ninguém seja o tempo todo às mil maravilhas, acho que ela ficou satisfeita com a dela.

E como me despedir quando não estou satisfeita? Quando o que tenho é frustração e decepção? Minha história com meu ciclo foi espinhenta desde o começo. Muitas cólicas, precisava faltar na escola no segundo dia da menstruação, tinha que tomar remédio e ficar quietinha na cama. Obviamente, eu odiava. Assim que pude, passei a tomar anticoncepcional para não menstruar. Foi um alívio, até esqueci o que era aquilo.

Quando me casei com Mateus e começamos a pensar em filhos, parei de tomar a pílula. Segui todas as recomendações de vitaminas e ácido fólico, tudo certinho, e começamos a tentar. Um mês, dois, quatro, seis meses. Nada. Exames e mais exames, nada detectado. Mas a gravidez não acontecia. Os exames de Mateus também estavam o.k. Aquilo foi me corroendo por dentro, o que faltava? O que eu estava fazendo de errado? O sexo deixou de ser espontâneo, e o que já não era tão bom piorou ainda mais. Tínhamos data e horário para ter relação, o momento mais propício para acontecer a fecundação. Mas nada de gravidez, nada de bebê.

Depois da última lua

Àquela altura, nossos amigos estavam tendo filhos, nós éramos convidados para as festinhas de chá de bebê, de primeiros aniversários. Eu queria estar feliz por eles, mas aquilo fazia eu me lembrar dos meus braços vazios, do meu ventre vazio, seco. Estéril. Como uma terra em que você tenta plantar, mas nada brota. Era assim que eu me sentia, quebrada, com defeito.

A relação com Mateus foi se deteriorando. Estarmos juntos era olhar para o nosso fracasso. Fui fazer terapia, e muitas vezes eu me obrigava a ir. Queria faltar, não queria ter que falar daquilo, ter que olhar para mim. Mas comecei a olhar e encontrei mais do que imaginava. Para além daquela terra devastada pela infertilidade, reencontrei partes minhas soterradas desde a adolescência. O primeiro beijo em Luana, o quanto aquilo me assustou e guardei bem guardadinho, justificando que eu era muito jovem e devia estar confusa. Eu não estava confusa, eu havia desejado aquele beijo, mais do que admitia. Perceber isso tantos anos depois, no meio da crise que eu vivia, foi uma avalanche.

O casamento não resistiu, terminamos de comum acordo. Depois de um ano, Mateus tinha uma nova companheira e logo tiveram um bebê, um menino. Mesmo estando em paz com a separação, aquilo doeu muito. Da minha parte, eu me perguntava o porquê daquilo tudo. Será que a infertilidade era algum tipo de castigo? O que eu tinha que aprender? Claro que minha razão sabia que não era por aí, mas a gente não controla os pensamentos, e esse era um dos que me atormentavam, meu inquisidor interno...

Segui com a minha vida, cheguei até a procurar Luana. Ficamos juntas algumas vezes, o que foi importante para eu me entender, me aceitar. Depois, conheci Taís, com quem estou até hoje. Fomos nos aproximando aos poucos, descobrindo afinidades, senti esperança *de novo. Será que eu poderia ser feliz? Ela apoiou meu sonho de ser mãe. Buscamos uma clínica, fiz a inseminação com doador desconhecido e depois uma fertilização. Cheguei a ficar grávida! Mas, depois de três semanas, o aborto espontâneo... O embrião eliminado. De novo o vazio, o não, a vida me dizendo que eu não iria ser mãe, não de um filho da minha barriga. Como esquecer o que eu já tinha imaginado de toda uma vida com essa criança? Reencontrei a terra devastada em mim. E gastamos todas as nossas economias naqueles tratamentos.*

Diferente da primeira vez, eu me sentia amparada por Taís. Tínhamos um lar juntas. Comecei a fazer aulas de mosaico, aquilo era terapêutico. Durante o tempo em que estava fazendo minhas "artes", eu não me lembrava do vazio, do fracasso. Apenas cortava e colava peças, criava quadros, vasos, me sentia capaz. Ali eu tinha algum controle sobre o que produzia.

Fui seguindo com a vida. Minhas "regras" foram mudando, alguns meses nem vinham mais. No começo achei que era por causa do tempo em que tomei hormônios para estimular a ovulação, não me liguei logo de cara. Mas, nos exames para avaliar as chances de uma nova fertilização, as taxas indicavam outra coisa: menopausa, encerrando de vez qualquer esperança de engravidar. Tive vontade de gritar. Quando a ferida começava a cicatrizar, veio aquela notícia arrancando de vez a pele recém-formada.

Foi aí que Taís me indicou o grupo de leitura de mulheres de dona Lu. Ela havia frequentado há alguns anos, e foi bom para ela. Confesso que achei meio esquisito a princípio. O que afinal significa mulheres que correm com os lobos? Mas acabou sendo uma experiência interessante. Nem sei ao certo em que camadas estar ali mexe comigo, mas me faz bem. Talvez eu leia esta carta para elas.

Depois da última lua

Dias desses, veio um pensamento novo: que a certeza de ter encerrado minha vida reprodutiva talvez me liberte para investir energia em outras coisas. Abra espaço para outros sonhos. Não precisa ser apenas o fim, pode ser o começo. Quero enterrar minha dor junto com a última palavra desta carta. Abrir espaço, deixar ir.

CAPÍTULO 5

Através de seus olhos

Dona Lu voltou da cozinha com uma jarra de chá gelado de cidreira com hortelã, que bebemos em silêncio por alguns minutos. Eu precisava ouvir mais, saber mais sobre ela.

– Mãe, me conta mais como foi para você... Sei que já comentou comigo em outros tempos, mas agora é diferente, preciso ouvir de novo – o pedido de desculpas embutido em minha voz pela falta de interesse de outros tempos.

Ela sorriu e não encontrei nenhuma sombra de mágoa em seus olhos, apenas ternura e disponibilidade.

– Inês, eu não tive muitos sintomas físicos, mas experimentei as tais ondas de calor. Acordava ensopada de suor no meio da noite e não conseguia dormir direito. Não eram raras as vezes em que precisava levantar e tomar um banho fresco no meio da madrugada. Eu tinha me aposentado fazia pouco tempo, tinha esperado muito por aquele momento. Eu e seu pai tínhamos planos para depois da aposentadoria, queríamos viajar, conseguimos comprar esta casa pensando em ter mais espaço para aproveitar a família, em um lugar agradável para

Depois da última lua

envelhecermos juntos. Alice tinha quatro aninhos, lembro que fizemos o aniversário dela aqui, neste quintal. Mas aí aconteceu algo que não estava nos nossos planos. O infarto que levou embora Joaquim. De um dia para o outro, eu não tinha mais o seu pai comigo. Fiquei sem chão. Todos os nossos planos evaporaram. Eu me vi afundando, nada tinha graça. Sentia raiva por estar passando por aquilo. Não parecia justo. Vocês estavam ao meu lado, eu sei, mas era muito solitário. Tinha uma parte minha que ninguém via e que estava agonizando. O carinho de vocês me ajudava a querer melhorar, mas não tinha como eu desviar da dor. Para todo canto que eu olhava vinha uma recordação, um pensamento, a falta dele pesava no ar ao meu redor. Viúva. Como eu podia seguir em frente? E tudo acontecendo com a menopausa. Por isso que eu disse que parecia uma eterna noite sem luar.

Minha mãe não falava muito sobre a morte do meu pai. Era expansiva para tantos assuntos, não para este. A qualquer menção, eu a via se encolher como um caracol que se guarda no casulo. Podia apenas imaginar o quanto a falta dele a machucava. Não por dependência, minha mãe tinha autonomia em todas as áreas de sua vida. Mas eles tinham uma ligação, uma cumplicidade só deles. Perder isso de repente havia sido um golpe forte demais para ela. Ouvi-la agora, colocando aquilo tudo em palavras, era estranho, mas de certa forma libertador, como se me autorizasse a falar também, a sentir. Levantei e fui me sentar ao lado de minha mãe, enlaçando meu braço no dela. E disse baixinho que eu sentia muito por não ter sido mais presente e mais companheira para ela naquele tempo difícil. As lágrimas insinuando-se mais uma vez em meus olhos.

Dona Lu segurou meu rosto em suas mãos, olhando no fundo de meus olhos, como que para se certificar de que eu estava prestando atenção.

– Não há nada para desculpar, filha. Você não tinha como me oferecer mais nada naquele momento. Você também tinha perdido seu pai. E ainda tinha que lidar com a vida fervilhando, Alice pequenininha e o cargo novo na empresa. Como você poderia acessar as profundezas do que eu estava vivendo? E mesmo assim você teve um papel tão importante! Cada vez que você chegava aqui com Edu e com Alice, contando as descobertas dela, você me chamava de volta à vida. Quanta ternura eu sentia quando a ouvia dizer "vovó"! Eu queria ficar bem para ser a avó que Alice merecia. A vida foi brotando de novo no meu coração por causa de vocês.

Enquanto dona Lu falava, eu segurava sua mão na minha, reparando nos caminhos daquelas veias talhadas pelos anos, a pele fina e macia de seus dedos. Ouvi-la me confiando sua dor, a lembrança de meu pai evocada. Todo o esforço que eu fizera nos últimos dias para me conter, sufocar o caldeirão de emoções, acabava ali. Eu podia sentir, estava segura. O choro descia silencioso e contínuo. Lembrei-me das visitas de domingo à casa de minha mãe depois que meu pai se foi. De como ficava grata por ter Alice para nos distrair em meio à dor. O vazio na poltrona da sala, o prato a menos na mesa, a loção de barbear que continuou na pia do banheiro por muitos meses e que eu cheirava escondido para sentir um pedacinho dele.

Revisitar aquele tempo, com a lente da mulher de agora, me fez perguntar que dores minha mãe havia sufocado para não preocupar a filha jovem daqueles tempos. Da mesma forma que não

Depois da última lua

divido com Alice a maioria das minhas angústias. Aquele pensamento me atingiu como um soco no estômago: não fui capaz de cuidar da minha mãe no momento mais difícil da vida dela.

Mas, antes de acrescentar mais essa culpa a outras tantas, respirei fundo, enxuguei os olhos com as costas das mãos e admiti a verdade de que eu não tinha repertório emocional, naquele tempo, para lidar melhor com a dor de minha mãe que, de certa forma, também era minha. E fiquei aliviada por ela ter encontrado outras pessoas que puderam lhe oferecer apoio e cuidado. Subitamente, eu me senti consciente da bênção do momento presente – nós duas nos encontrando por inteiro nesta noite no jardim.

Dona Lu prosseguiu, contando que havia ficado tão perdida que não conseguia identificar se aquelas dores eram do corpo ou da alma. Buscou médicos – ginecologista e geriatra – que lhe indicaram terapia hormonal. Passou a usar um gel que ela aplicava na pele para repor o estrogênio, o que lhe trouxe uma melhora nos fogachos. Para a tristeza que a mantinha prostrada, prescreveram-lhe um antidepressivo, que ela tomou por um ano.

– O remédio me ajudou a reagir e ter iniciativa para buscar outros cuidados, como a psicoterapia, a acupuntura, a ioga e as caminhadas. Realmente foi importante e bem indicado naquele momento.

Minha mãe apontou para seu quintal e continuou:

– Foi quando retomei o projeto da minha horta e comecei a formar esse lindo jardim. Fiz aquele curso sobre permacultura que me interessou bastante. E logo depois consegui montar meu primeiro grupo de leitura de mulheres. Retomei os estudos para compreender mais a fundo os processos de grupos, já que estava trabalhando com eles. Tudo isso foi ajudando a me reencontrar, a experimentar novos papéis. Voltei a ter vontade de levantar da cama quando abria os olhos pela manhã. E, conforme fui melhorando dos sintomas do climatério e da depressão, conversei com meus médicos e fomos diminuindo as medicações aos poucos e substituindo por tratamentos mais naturais. E fiquei bem, os fogachos praticamente acabaram. O chá de folha de amora, eu tomo até hoje – disse ela, apontando para a amoreira ali perto.

Dona Lu contou que as caminhadas diárias foram importantes para que ela conseguisse parar com o antidepressivo na hora certa, com o acompanhamento do psiquiatra, que sempre enfatizara que a atividade física frequente era parte necessária do tratamento.

Reclinei a cabeça no ombro de dona Lu:

– Sinto muito, mãe.

– Não estou contando isso para você se sentir mal, filha. Ao contrário, quero que você saiba que podemos atravessar essa fase e sair inteiras do outro lado. Hoje vejo que por trás da minha depressão se escondia o medo da solidão. Naqueles tempos, eu não tinha consciência disso. Mas isso me apavorava. E eu não podia me agarrar a você, não queria te prender, por mais tentador que seja se segurar nos filhos quando não estamos vendo muito sentido na vida. Desde cedo, a gente aprende que o objetivo é crescer, ter uma profissão, constituir família, ter filhos, aposentar-se, e pronto. Não pensamos muito no depois desse "pronto". Mas a vida não para aí, ela segue nos empurrando para a frente, mesmo que a gente tente ficar parado, agarrado a um tempo que passou.

Depois da última lua

Dona Lu fez uma pausa, encarando as sombras do jardim na penumbra da noite. Continuou:

– Eu sempre pensei que parte do meu trabalho como mãe era deixar você crescer, construir sua autonomia, seguir seu caminho. Do mesmo jeito que segui o meu. Eu contava com seu apoio, mas não queria que você se sentisse responsável por mim a ponto de atrapalhar sua vida. Entendi que eu precisava recalcular minha rota, como vocês dizem. Que precisava criar algo para mim, uma vida com sentido para eu investir meu tempo e minha energia. E foi nesse ponto que comecei a sair do fundo do poço. E não estou romantizando, não. Não foi fácil, em vários momentos duvidei que ficaria bem. Mas muita coisa nova veio para mim a partir dessas dores! Só sei que precisei me abrir para elas, procurar o que alimentava minha alma. Enfim, esse foi o caminho que eu encontrei para me reerguer. Acredito que cada pessoa pode encontrar o seu nas noites sombrias da vida.

Confessei para minha mãe que, embora ainda tenha Alice sob o mesmo teto, consigo antever esse medo do vazio, de quando minha filha tiver uma vida totalmente independente. Mesmo com Edu ao meu lado, esse medo continua lá, daí a necessidade de redescobrir outros sentidos para além da maternidade, começar a investir nesse porvir.

Afastei aquela preocupação por ora e decidi compartilhar questões mais urgentes:

– Bem, já marquei consulta com a minha ginecologista para levar os exames e conversar sobre o climatério. Ainda não tenho uma opinião formada sobre a terapia hormonal. Sei que melhora a qualidade de vida de muitas mulheres após os sintomas do climatério, mas, pelo que estou pesquisando, é um

Através de seus olhos | CAPÍTULO 5

assunto polêmico... Preciso entender melhor os prós e os contras, conversar com minha médica e com mulheres que usam e que não usam hormônios. Sem falar que, como filha de dona Lu, também não gosto da ideia de tomar hormônio para o resto da vida. Talvez eu tente as alternativas naturais primeiro, mas quero me informar mais.

Olhei de canto de olhos para dona Lu e admiti que preciso retomar as caminhadas, assumir esse compromisso de autocuidado ou até voltar a nadar, atividade que eu adorava antes de ter Alice. Era tão relaxante aquela sensação de estar com a cabeça embaixo da água, o mundo inteiro silenciado ao redor, a sós com meus pensamentos.

Comentei que tinha visto na rede social uma nutricionista explicando sobre alimentos que contêm fitoestrógenos, componentes naturais que imitam a ação do estrogênio no nosso corpo e podem fazer muita diferença no metabolismo quando os níveis desse hormônio diminuem na menopausa. E que pensei em marcar um horário com uma profissional que trabalhe essas questões do funcionamento feminino.

Dona Lu apoiou-me, enfatizando que cuidar da alimentação e manter o corpo em movimento iriam ajudar muito. Explicou que a maioria dos sintomas do climatério, incluindo irritação, nevoeiro mental, insônia, acúmulo de gordura, sofrem influência também dos hábitos e estilo de vida, e por isso variam de pessoa para pessoa. Ressaltou que, a seu ver, a terapia hormonal pode ajudar muito, quando bem indicada, mas não é uma pílula mágica que vai resolver todos os sintomas para todas as mulheres. Que é importante a mulher ter informações sobre os processos físicos e emocionais envolvidos e construir um plano de cuidados para a pré e pós-menopausa que faça sentido para ela.

Minha mãe citou então um livro que leu recentemente, chamado *O cérebro e a menopausa*[8], em que a neurocientista norte-americana Lisa Mosconi aborda de forma bastante esclarecedora as mudanças desse período. Segundo os estudos científicos apresentados por ela, os sintomas que conhecemos da menopausa começam no cérebro, sendo ele o principal órgão afetado pelas alterações hormonais, em especial do estrogênio. A partir daí, é como se o cérebro da mulher fizesse uma espécie de remodelação para funcionar de uma nova maneira, alterando áreas que não serão mais necessárias após o fim da vida reprodutiva e adaptando outras para continuar desempenhando bem suas funções.

– Não sei explicar com as palavras da doutora Lisa, mas o que entendi é que o estrogênio é importante para toda a saúde da mulher, e não apenas para a fertilidade. Mas que, diante da queda desse hormônio, quando os ovários fecham as portas, o cérebro passa por um processo de adaptação para manter as portas abertas, para continuar funcionando bem. E que, embora essa fase de adaptação cerebral possa vir com os sintomas conhecidos do climatério, sendo um período de certa fragilidade, o que pode advir daí é um cérebro reprogramado, novinho em folha para a próxima etapa da vida. E a autora deixa claro que não devemos assistir passivamente a esse processo, mas sim ajudar nosso cérebro com mudanças de hábitos alimentares – incluindo os alimentos com fitoestrógenos que você mencionou – e

---

8. *O cérebro e a menopausa: a nova ciência revolucionária que está mudando como entendemos a menopausa*, de Lisa Mosconi. Tradução de Cristina Yamagami (HarperCollins Brasil, 2024).

Através de seus olhos | CAPÍTULO 5

com atividades físicas que previnem uma série de riscos. E precisamos tentar diminuir o estresse, esse sim um potencializador dos sintomas da menopausa, pois o cortisol produzido pelo estresse é como um inimigo do estrogênio no corpo.

E acrescentou:

– O ideal seria que esse plano para a pré e a pós-menopausa incluísse um somatório de cuidados em várias áreas: alimentação, atividade física, práticas de relaxamento e cuidado com a saúde mental, contato com a natureza, convívio social prazeroso, incluindo ou não a terapia hormonal. Vai depender de cada caso, não podemos generalizar. Quando passei por isso, sentia falta de informações e de ter com quem conversar mais. Percebi que se falava pouco sobre a experiência real. Tem sempre aqueles estereótipos, da mulher encalorada ou nervosa, mas não se fala muito sobre os medos, as inseguranças, o que vem depois. Pode ser bem solitário. Por isso, tento abrir espaço nos grupos para falarmos mais, para que as mulheres mais velhas possam contar suas experiências e que possamos validar umas para as outras as sensações que vivemos nesse período.

Concordei com a cabeça, também me descobria ávida por entender melhor tudo o que vinha sentindo.

Dona Lu citou outra autora, a também norte-americana Jean Shinoda Bolen, MD[9], psiquiatra que estudou a fundo as figuras femininas maduras nos mitos antigos. Essa autora, cuja obra foi lida em um dos grupos de minha mãe, pesquisou ao longo da História como as mulheres mais velhas eram vistas e

---

9. Autora do livro *As deusas e a mulher madura: arquétipos nas mulheres com mais de 50* (Triom, 2005).

Depois da última lua

qual o papel delas nas diferentes sociedades. E descobriu que, em determinadas sociedades nos tempos antigos, quando as mulheres paravam de menstruar na menopausa, acreditava-se que elas retinham o sangue menstrual dentro de si para transformá-lo em sabedoria. Então, essas mulheres maduras, as anciãs, passavam a ocupar uma posição de respeito. Eram procuradas para orientar a comunidade e admiradas por sua experiência, pois a sabedoria delas não vinha do conhecimento teórico, mas daquilo que sabiam na carne, mediante as experiências de vida, dos muitos invernos percorridos. Contribuíam com a bagagem preciosa das experiências que traziam, das histórias que contavam, dos saberes que acumulavam.

Pensei comigo que o mundo atual realmente não valoriza a experiência de vida e vai desconsiderando as pessoas à medida que elas envelhecem. Tem valor apenas quem está produzindo, gerando dinheiro, e tudo cada vez mais acelerado. Não temos paciência nem para ouvir o que os idosos têm a dizer, como se não servissem mais, tivessem perdido a validade.

E comentei:

– Se a gente pensar no significado das palavras, mãe, há uma diferença de sentido entre as palavras "anciã" e "idosa". A palavra "anciã" nos faz lembrar respeito, admiração, sabedoria, já "idosa" parece carregar apenas o sentido de idade avançada, envelhecimento.

Dona Lu encarou-me com certa admiração. Como se ficasse surpresa ao constatar que, além de sua filha, também sou cientista social. E acrescentou que ouviu uma palavra nova que achou interessante: *perennials*, que vem de perene, para descrever pessoas que não são definidas pela idade, mas sim por estarem

Através de seus olhos | CAPÍTULO 5

sempre se desenvolvendo, evoluindo, abertas para coisas novas. Que, independentemente da faixa etária, continuam curiosas, criativas, ligadas ao momento presente.

– Gostei da palavra, mãe. *Perennials*, perene, aquele que permanece. Interessante a aparente contradição, não é? De que aqueles que serão perenes, que vão permanecer, sejam justamente os que estão mais abertos às mudanças, que continuam fluindo com o tempo. Você é uma *perennial*, dona Lu!

Minha mãe se empertigou na cadeira, fingindo se gabar, e sorriu para mim. Depois retomou:

– Por outro lado, filha, vejo mulheres que, por volta dos cinquenta anos, conseguem olhar para si próprias pela primeira vez e se perguntar sobre o que desejam dali para a frente. Sei que estamos falando a partir de um lugar de privilégio, pois há uma imensa quantidade de mulheres que, nessa idade, continuam sendo responsáveis pelo sustento e pelos cuidados de filhos, netos e dos próprios pais idosos, para as quais a idade madura ainda é um tempo de sobrecarga física e emocional. Mas, em condições mínimas de segurança social, há mulheres que, próximas à menopausa, pela primeira vez terão espaço e tempo para olhar para seus desejos e buscar formas de realização pessoal que não foram possíveis antes.

– Você tocou em um ponto tão importante, mãe. Muitas mulheres passam uma vida toda trabalhando fora e ainda cuidando das pessoas dentro da família. E, dependendo do contexto social em que estão inseridas, podem não ter acesso ao direito de serem cuidadas, de terem o mínimo de segurança e cuidados para si na idade madura e na velhice. Muito perversa essa realidade – resumi.

Depois da última lua

– Surgiram políticas públicas para maior acesso aos serviços de Saúde e de Assistência Social, mas estamos longe de garantir a todas as mulheres cuidados dignos no climatério e no envelhecimento. Quando essas mulheres poderão olhar para elas e se cuidar de verdade? O que deveria ser um direito de todas se tornou um privilégio.

Dona Lu começou a apertar os lábios, como fazia quando algum assunto a angustiava. Ela participa de grupos que defendem pautas sociais para as mulheres, mas eu sei que se sente incomodada por não poder fazer mais, por essas iniciativas não serem suficientes para mudar um cenário complexo de desigualdades.

Constatarmos o lugar de privilégio que ocupamos e a impotência diante de uma estrutura que sobrecarrega e adoece tantas mulheres paralisou nossa conversa. O que fazer além de nos entristecermos e nos indignarmos? Estou fazendo a minha parte? Algum dia veremos essa realidade mudar? A geração de Alice verá mudanças na qualidade de vida e de envelhecimento das mulheres?

Dona Lu pegou o gato Teo, que se enroscava em suas pernas, e o trouxe para o colo, onde ele se aninhou, ronronando. Reparei nas cigarras cantando no jardim. O canto faz parte do ritual de acasalamento delas, uma estratégia do macho para atrair a fêmea. Isso me lembrou de outra questão que me instigava:

– Mãe, como você disse, o fim dos nossos ciclos chega dentro de um contexto maior de mudanças, inclusive no relacionamento do casal. Para quem está em uma relação de muitos anos, com filhos crescidos, por exemplo – e apontei para mim mesma –,

Através de seus olhos | CAPÍTULO 5

fico imaginando quando esse momento chegar, quando eu não precisar me ocupar tanto com a rotina de Alice, com as necessidades dela. Como será? Porque até aqui a minha relação com Edu está rodeada pelas questões com Alice, misturadas ao nosso papel de pais. Imagino que, quando os filhos saem de casa, o casal se depara um com o outro de novo e, de forma consciente ou não, se pergunta se ainda quer ficar junto, se ainda há amor e parceria para continuar dali para a frente, nas próximas etapas da vida.

Costumo ser reservada sobre minha vida conjugal, principalmente com minha mãe. Até como forma de preservar minha relação com Edu. Dona Lu nem sempre é muito discreta. Como seriam os almoços de domingo com minha mãe sabendo detalhes de nossas questões de casal? Talvez por isso ela tenha demonstrado surpresa com meu comentário, parecendo pensar duas vezes no que diria a seguir.

– Assim como a chegada dos filhos traz mudanças para o relacionamento, a maturidade também vem com transformações. Pode acontecer um certo estranhamento dessa outra pessoa que estava ali, mas que não percebíamos direito porque estávamos ocupadas com o trabalho e com os filhos. De repente, podem ficar mais claros os distanciamentos e até a perda de intimidade. Acompanhei mulheres que redescobriram o prazer de estar com seus parceiros ou parceiras nessa fase. Que afirmam que a relação ficou até melhor. Mas já vi algumas que se separaram logo depois de o filho mais novo sair de casa. Imagino que vai depender de como o casal lida com essas mudanças e da história que tiveram até ali. E muita gente passa por esse balanço da relação sem ter muita consciência.

Depois da última lua

Pensei em minha vida com Edu. Estava claro para mim que a relação a dois se entrelaça aos nossos papéis de pai e mãe. Porém, eu continuava sentindo aquele "algo mais" por Edu. Não éramos apenas os pais de Alice coabitando na mesma casa. Éramos Inês e Edu, mulher e homem, que desejavam dividir a rotina e a companhia um do outro. De minha parte, continuava querendo estar com ele. Conseguia me imaginar com Edu – e com as ranhetices dele – daqui a dez, vinte ou, quem sabe, trinta anos. E sentir essa decisão viva em mim me trouxe aconchego.

Eu não tinha o costume de conversar sobre sexualidade com minha mãe, nem mesmo quando era jovem, mais por pudor próprio do que por qualquer impedimento de dona Lu, que falava abertamente sobre tantos tabus. Mas não sei se pelo clima da noite, pela sensação de relaxamento físico e mental que eu finalmente encontrava, eu me ouvi perguntando em voz alta:

– Mãe, sua vida sexual mudou muito depois da menopausa?

Tenho certeza de que dona Lu percebeu a estranheza daquela questão partindo de mim, mas disfarçou bem, ajeitando o corpo na cadeira antes de prosseguir.

Ela respondeu, com delicadeza, que quando meu pai faleceu ela estava passando pela confusão dos sintomas do climatério e havia acabado de ter a última menstruação. E que por isso não teve muito tempo para perceber essas mudanças na relação com ele. Contou que já sentia o ressecamento vaginal, mas não só nessa região. A pele do corpo todo estava mais seca, parecendo que ia trincar. E que depois passou um bom tempo mergulhada no luto, tentando se reerguer, retomando os estudos, começando o trabalho com os grupos, com a energia investida nessas atividades.

Dona Lu fez uma pausa, como que voltando a medir as palavras. Sustentei o olhar dela, pedindo que continuasse. Aquela história não era novidade para mim. Eu tinha consciência de que minha mãe tinha retomado sua vida amorosa, e sexual, com o namorado, um antigo vizinho dela na juventude e com quem se reencontrara por acaso há algum tempo. Mas nunca havíamos falado diretamente sobre a sexualidade dela.

Minha mãe sorriu com os cantos da boca ao dizer que, alguns anos depois de ficar viúva, reencontrou Ângelo, também viúvo e professor na mesma faculdade onde ela fazia a formação para o trabalho com grupos. Depois do reencontro na faculdade, dona Lu contou que tomaram alguns cafés juntos e o papo foi evoluindo, se transformando em almoços e idas ao cinema. Dona Lu riu, acrescentando:

– Só dois velhos mesmo para marcarem encontro no cinema à tarde, no meio da semana. Mas eu me senti jovem de novo, sabe? E fui me espantando comigo mesma quando percebi que queria mais do que ser amiga dele.

Não resisti e cutuquei minha mãe, dizendo que seu namorado era bem charmoso mesmo.

Dona Lu confirmou, revelando que a libido, que ela achava que nem existia mais, foi renascendo das cinzas, e se descobriu pensando nele, imaginando, tendo até fantasias.

Brinquei com ela, tampando os ouvidos com a mão:

– Tá bem, mãe, sem muitos detalhes, por favor – e caímos na risada. Era esquisito ouvir minha mãe falar de intimidades com outro homem que não era meu pai, mas também era estranhamente significativo constatar o quanto de vida e desejo continuava pulsando dentro dela.

Depois da última lua

Dona Lu completou:

– Dizem por aí que nosso maior órgão sexual é o cérebro, e deve ser mesmo. Porque foi a partir daquele clima gostoso entre nós, das conversas, das afinidades com Ângelo, que eu voltei a sentir desejo. Mas você perguntou se alguma coisa mudou. O que percebi de diferente, em mim, é que precisei da ajuda de um lubrificante íntimo – e cochichou: – Descobri que o óleo de coco é um excelente lubrificante natural. Já do lado dele, algumas vezes a ereção não era suficiente, e ele procurou um médico para avaliar e prescrever o tal comprimido azul. Mas posso te dizer, filha, que existe vida sexual após a menopausa e ela pode ser satisfatória. Não sei se era bem isso que você queria saber.

– Está ótimo, mãe, acho que tenho informação demais para processar – e completei: – Não sei nem como vou olhar para o seu Ângelo da próxima vez que encontrar com ele. E vocês dois vivem bem assim, cada um na sua casa, não é?

– Acho que foi o melhor arranjo para nós – continuou dona Lu. – Eu já vivia bem em minha própria companhia, e tenho grupos de leitura acontecendo quase todos os dias aqui em casa. Se morássemos juntos, acho que nem ele nem eu ficaríamos à vontade. Ele gosta de ter o espaço dele, tem seus hábitos, assiste àqueles canais de esportes o dia todo! E gosta de receber os filhos e o neto lá. Eu não me via deixando a minha casa, meu jardim, esse espaço que construí com tanto carinho para ir morar no apartamento dele.

E acrescentou que esse arranjo não os impede de se verem todos os dias. Tomam café juntos, fazem a caminhada matinal. Nos dias em que ela não tem grupo de leitura à noite, ele vai para a casa dela, e os dois assistem a um filme com um bom vinho ou tomam chá no jardim. Mas preservam o espaço de cada um, e assim o relacionamento tem funcionado para eles.

– Mas quem sabe? Pode ser que em algum momento a gente mude de ideia e decida morar junto. Ou não – finalizou ela, levantando os ombros.

Meu celular tocou, interrompendo a conversa. Era Alice, perguntando se eu ainda estava na casa da avó, se estava tudo bem, pois eu não havia respondido às mensagens dela.

Falei que estava tudo bem e que havia perdido a noção da hora enquanto conversava com a vovó. Não havia visto as mensagens porque o celular estava no modo silencioso. Nossa, passava das dez da noite! E avisei que já estava indo embora.

Alice achou graça e pediu que eu desse um beijo na avó por ela, concordando que dona Lu realmente era boa de conversa. Aproveitou para pedir que eu levasse leite para o café da manhã, pois havia acabado de tomar o que tinha em casa. Acrescentou:

– Ah, mãe, fala para a vovó que eu adorei o livro que ela me emprestou, da Tamara Klink, achei demais. Tchau, mãe, não esquece meu leite, beijo.

Encerrei a chamada ainda com o sorriso no rosto, pensando em Alice, tão crescida para algumas coisas e, ao mesmo tempo, pedindo para a mãe levar o leitinho dela.

– Alice gostou do livro que você emprestou para ela, mãe.

– É o livro da Tamara Klink[10], a velejadora brasileira que se tornou a pessoa mais jovem do Brasil a cruzar o Atlântico

---

10. Velejadora e escritora brasileira, autora do livro *Nós: o Atlântico em solitário* (Companhia das Letras, 2023).

Depois da última lua

sozinha. Ela conta tudo no livro que emprestei a Alice. Tenho acompanhado essa jovem nas redes sociais. E agora ela acabou de passar por outra aventura, realizando um feito extraordinário. É a primeira mulher a fazer uma invernagem no Ártico. Passou o inverno inteiro no mar congelado sozinha, quer dizer, sem outros humanos, vivendo de forma autossuficiente em um pequeno barco. E boa parte desse tempo, ela passou sem sol, só com a luz das estrelas e da aurora boreal. Com apenas 27 anos! A partir daquele lugar distante e solitário, ela escreveu reflexões muito interessantes. Conseguiu ver tudo em perspectiva, a vida em sociedade, as prioridades que criamos, as relações atuais, a condição de ser mulher.

Alice havia comentado comigo sobre a navegadora. Acho que essa experiência mais recente, de invernagem no Ártico, deve ter sido um verdadeiro experimento antropológico e psicológico. Vou ler mais a respeito. E fico grata pelas leituras e pela curiosidade sobre o mundo que dona Lu sempre incentivou em Alice.

Bem, era isso. Eu me levantei, dizendo que o mundo lá fora me chamava de volta. Dona Lu fez que sim com a cabeça, nós duas pesarosas por encerrar aquele momento entre nós. Ela também se levantou e segurou minha mão.

– Você sabe o caminho, volte sempre que quiser.

– Conto com isso, mãe – assenti.

Naquele instante, uma percepção me tomou de surpresa.

– Acabei de perceber que você foi assumindo o papel da anciã, minha mãe. Da mulher madura da história, como você contou, que se dispõe a cuidar e apoiar outras pessoas de sua comunidade, outras mulheres. Você faz isso o tempo todo.

– E isso te incomoda, filha? – a sinceridade ecoando na pergunta dela.

– Não vou negar que me incomodou no passado. Acho que tinha um certo ciúme de dividir você com outras pessoas, com tantas mulheres. O seu jeito de acolher, de cuidar, de ouvir. Mas não me incomoda mais. Acho que aprendi a ter segurança do lugar que ocupo para você. Sinto mesmo é admiração, mãe, e vontade de também fazer a diferença na vida de outras pessoas um dia, do meu modo – fiz uma pausa e sorri ao pensar na ideia ainda tímida. – Andei pensando em montar um projeto na empresa abordando os desafios da maturidade para homens e mulheres, visando a qualidade de vida na idade madura, incluindo as questões da menopausa, da crise da meia-idade, com informações e reflexões para a equipe sobre esses temas.

Dona Lu não disfarçou a satisfação ao ouvir minha iniciativa e se dispôs a compartilhar indicações de livros e até de profissionais para contribuir com o projeto. Afirmei que a ajuda dela seria muito bem-vinda e que combinaríamos uma conversa sobre o assunto em outro momento.

Enquanto recolhíamos os pratos e talheres da mesa, dona Lu parou por um segundo e disse:

– Filha, tenho aprendido a dizer as coisas na hora que acontecem. Às vezes, o momento passa e ficamos com aquela frase entalada dentro da gente. Quero te dizer que hoje você me deu uma alegria muito grande com a nossa conversa, com a oportunidade de dividir todos esses assuntos com você.

O mesmo sentimento pulsava em mim, como uma descarga prazerosa de endorfina percorrendo meu corpo.

Depois da última lua

– Você não imagina o quanto andei agoniada esses dias, mãe, me sentindo estranha, perdida, sozinha. Claro que minhas dúvidas e meus medos não deixaram de existir, mas, depois da nossa conversa, estou me sentindo em paz. Sei que tenho um longo caminho pela frente, de braços dados com o climatério e com as questões da maturidade, mas começo a acreditar que vou ficar bem. Foi um alívio enxergar a maturidade através de seus olhos. Entender que estou perdendo em juventude, mas posso ganhar em maior contato comigo, me preparar para investir tempo e energia em atividades que me tragam mais realização, em relações que me tragam prazer, que me ajudem a ser quem eu quero neste mundo, a me sentir inteira.

– Que bom, minha filha – dona Lu segurou minhas mãos nas dela. – Significou muito para mim também. Eu não pude contar com a minha mãe quando cheguei a essa fase, ouvir as experiências dela. Ela nos deixou cedo demais. Sei que guardo comigo a força amorosa da dona Rosália. Mas estar aqui para você hoje, minha filha, te ouvindo e te contando minhas histórias, me fez muito bem. A corrente da vida que segue adiante. Talvez um dia você faça o mesmo para Alice, e até para outras mulheres.

Dona Lu fez uma ressalva:

– Mas não sou dona da verdade. Respeito demais sua forma de ver as coisas e de fazer suas escolhas. Você vai encontrar o caminho para passar por essa transição, da mesma maneira que encontrou sua forma de viver a maternidade. Não quero que a minha experiência limite nem defina a sua. Meu desejo é que você encontre o que lhe faça sentido.

Não cabiam mais palavras entre nós. Abracei ternamente minha mãe, aquecida pelo laço que nos unia naquela fresca noite sem luar. Senti o corpo dela entre meus braços e toda a força que ele emanava a despeito das marcas do tempo sobre ele. As costas um tantinho encurvadas, os cabelos mais finos.

Ajudei-a a levar a louça até a pia da cozinha. Dona Lu insistiu para que eu deixasse tudo na pia, que lavaria no dia seguinte, sem pressa. Que eu devia ir para casa, pois Alice e Edu estavam à minha espera e já era tarde.

Dei um beijo demorado na bochecha de dona Lu.

– Até mais, mãe, vamos nos falando.

– Assim espero.

Falei que ela não precisava me acompanhar até a porta, pois eu tinha a chave. Dona Lu concordou e foi guardar o restante do caldo de mandioca na geladeira. O gato veio comigo até a saída. Antes de fechar a porta atrás de mim, me abaixei para fazer um afago na cabeça dele e dizer baixinho:

– Cuida dela pra mim, Teo.

Dona Lu

Apaguei as luzes do jardim e do caramanchão e tranquei a porta dos fundos. Respondi à mensagem de boa-noite de Ângelo, dizendo que o esperava para o café da manhã bem cedinho. Eu me servi de mais uma xícara de chá e me sentei na poltrona de balanço, retomando o que este dia me trouxera. Teo chegou de mansinho e se aninhou no meu colo.

Depois da última lua

Quando o carro de Inês chegou, no fim da tarde, fiquei na sala, esperando pelos passos apressados de minha filha pela calçada, como de costume. Mas isso não aconteceu. Ela não entrou em casa. Abri a porta da frente e lá estava Inês, parada ao lado do carro, de olhos fechados. Percebi alguma coisa diferente. A ligação dela, combinando de vir aqui em uma quinta-feira à noite, me deixou preocupada. Eu me segurei para não perguntar por telefone mesmo o que tinha acontecido. Seria alguma coisa com Alice? Com Eduardo? Com o trabalho? Algum problema de saúde? Precisei repetir para mim mesma: "Calma, Lu, espere o tempo dela, sua filha virá pessoalmente e vocês vão poder conversar à vontade!".

Ao longo dos anos, fui parando de insistir para que Inês tivesse uma rotina menos corrida, que tivesse mais tempo para cuidar dela ou que viesse mais vezes para um café sem pressa comigo. Ela se irritava com os meus comentários e chegava a revirar os olhos, justificando mais uma vez que não tinha tempo, que sua agenda era cronometrada para dar conta de tudo.

Fui aprendendo a aproveitar os encontros possíveis entre nós, sem desperdiçá-los com cobranças ou conselhos que minha filha claramente não queria ouvir. Ser mãe de Inês e avó de Alice é parte fundamental de quem sou – como o ar que respiro –, mas precisei aceitar que depois da aposentadoria e da perda do meu Joaquim eu tinha que encontrar outros interesses que me fizessem levantar da cama todos os dias. Não queria viver no passado e muito menos me tornar um peso para minha filha, nem que ela se sentisse responsável por preencher meus vazios.

Foi então que os estudos e os grupos de mulheres foram tomando forma, abrindo novos caminhos, novas possibilidades. Passados esses anos, não consigo nem imaginar minha vida sem estar rodeada de

*mulheres, o quanto me transformei no convívio com elas. Só me man-
tenho atenta para ter equilíbrio, não cair na armadilha de me encher
de compromissos. Preservo religiosamente os espaços para cuidar de
mim, para as caminhadas e atividades no meu jardim. Planto, cultivo, adubo, faço a poda, colho, replanto, sob o olhar atento do meu
gato Teo, e descobri que isso me mantém longe de médicos e remé-
dios, sem precisar tanto deles.*

*Ver Inês parada na calçada – será que estava relutante em
entrar? – me fez perceber o quanto eu estava ansiosa pela sua visita.
Vi diante de mim a linha do tempo que corre para nós três, avó, filha
e neta. Embora nosso tempo cronológico – o tempo Chronos, do reló-
gio – seja o mesmo, cada uma de nós percebe a vida em um ritmo
próprio, subjetivo – o tempo Kairós.*

*Minha neta está descobrindo o mundo em todo o vigor de seus
dezesseis anos. Tudo é excitante. Alice tem urgência de estar com as
amigas, viver o primeiro amor, descobrir seu corpo, questionar o lugar
dela no mundo, sonhar com o futuro à frente. Inês também vive intensamente, focada nas muitas atividades do presente, realizadora, encai-
xando horários e demandas, equilibrando-se em diferentes papéis.*

*Já fui essas mulheres – a jovem na flor da idade e a mulher no
apogeu. Com os tons da minha geração, com as cores da minha indivi-
dualidade. Mas reconheço em minha filha e em minha neta aspectos de
quem fui em outros tempos. Meus dias têm outro ritmo agora, com menos ação do lado de fora, ah, mas do lado de dentro... Não gosto desses
termos que inventaram, como terceira idade, ou melhor idade. Eles nos
reduzem a velhas sorridentes e tolas. Posso estar velha sim, mas tola
definitivamente não sou. E, pra ser sincera, nem tão sorridente assim.*

*Inês caminhou até mim, buscando meus braços. Ela me contou
que suas luas estão chegando ao fim. Que vontade de envolvê-la para*

Depois da última lua

sempre no meu abraço, dizer a ela que não precisa mais chorar, que acompanhei muitas mulheres passando por isso e que vai ficar tudo bem. Tanto a lhe dizer! Ao mesmo tempo, a certeza de que ela não queria um discurso sobre luas e o feminino. Inês veio em busca da mãe. Pode chorar, filha. Estou aqui.

Eu me vi tomada pela emoção – e surpresa – de vê-la abrir uma brecha para estarmos juntas de verdade, alma com alma. Esperei tanto por isso. Era tão frustrante vê-la fugir da intimidade comigo quando eu tinha proximidade até com mulheres estranhas. De quando eu achava que era teimosia dela não querer me ouvir, não aprender com minha experiência. Eu queria passar tudo o que eu sabia – vício de professora, acho – com a justificativa de lhe poupar sofrimento na vida. Resquícios de outros tempos. Me desculpe, filha. Demorei demais para assimilar que você precisava fazer o seu caminho, cometer os próprios erros. Hoje quero apenas você por perto.

Confesso que encontrar essa abertura para tocarmos em assuntos tão profundos hoje reacendeu meu desejo de te contar mais sobre o que vivi. Tive que me conter, dizer para mim mesma: "não vá despejar um monte de coisa sua sobre ela!".

Ao mesmo tempo, me doeu te ver frágil, abalada, minha menina. Imediatamente, veio o instinto de cuidar de você, nem que fosse apenas pra te ver tomar com gosto o caldo que lhe preparei especialmente. Que ele pudesse te alimentar o corpo e a alma. Eu te vi encolhida, assustada. Como lhe dizer que vai ficar tudo bem? Que é uma passagem, uma ponte para outro momento. Uma transição pela noite escura da alma.[11] Recordações vieram me visitar. Minhas noites sem luar... Também passei por tempos sombrios.

---

11. Expressão usada pela autora e poeta Nina Zobarzo no livro *O caos e a estrela: a travessia pela noite escura da alma* (Clube de Autores, 2020).

Através de seus olhos | CAPÍTULO 5

Mas você sonhou comigo grávida ao seu lado. Isso é tão significativo! Podemos puxar o fio desse barbante, filha, tecermos juntas a trama dessa nova fase. A imagem do seu sonho como uma permissão para eu chegar mais perto, sem medo de você fugir. Eu me dei conta de que tenho medo de você me rejeitar. Mas não hoje. Você veio me procurar, e confiei nisso.

Não me enganei. Você estava realmente me ouvindo – não revirou os olhos nenhuma vez. Meus "assuntos de mulheres", como você costumava dizer, pareciam lhe fazer sentido.

Eu me lembrei das histórias de Carmem e Marina e de tantas mais que me povoam, de mulheres que me contam, muitas vezes em tom de confidência, dores profundas que carregam. No começo, não era fácil ouvir. Eu me sentia cúmplice daquelas dores, como se as tomasse sobre meus ombros. Fui entendendo que não era esse meu papel e encontrei formas de estar junto sem precisar viver a mesma dor. Mas não deixo de me emocionar, de me deixar tocar pela história de cada uma, a bênção-destino de acolher mulheres. Por isso, acho até estranho quando me perguntam se não é ruim morar só. A impressão que tenho é que nunca estou totalmente sozinha. Há tantas vozes comigo. Não posso dizer isso em voz alta, vão dizer que dona Lu está variando das ideias…

Difícil mesmo é falar do tempo em que perdi Joaquim. Não sinto mais a dor sufocante dos primeiros anos, mas é sempre um reviver amargo de angústias, um reencontro com a escuridão daqueles dias. Eu e você atravessamos a morte dele como pudemos, nenhuma de nós em condições de oferecer muito para a outra. Do dia para a noite, perdi meu marido, e você, seu pai. Como estender a mão quando nos sentimos amputadas?

Nunca quis que se sentisse responsável por mim. Muito menos lhe acrescentar outra dor ao me ver sem chão, deprimida. Me esforçava

Depois da última lua

para parecer bem, reagindo. Eu me concentrava em Alice, inventava brincadeiras e comidas para ela, procurava não olhar em seus olhos, minha filha, o medo de reconhecer neles a mesma dor que me habitava. Tentava te poupar. Começo a pensar que talvez não tenha sido bom, acabamos nos distanciando, criando um campo minado de silêncios entre nós. Por vezes me queixei de que você não me dava abertura. Talvez seja hora de deixar você entrar para conhecer os caminhos que percorri, os vales e as montanhas que atravessei, principalmente os sombrios. Não sou essa mulher imbatível que por vezes você vê em mim. Tenho minhas fragilidades, meus pontos cegos. Não somos tão diferentes assim. Veja só, nós duas, esta noite, de braços dados, carne da mesma carne, barro do mesmo barro.

Difícil o dia em que não me lembro de Joaquim, não da morte dele, mas das lembranças boas. Algum comentário que ele faria, o cheiro de uma comida, uma notícia que queria contar para ele. Penso nos projetos que idealizamos juntos, esta casa tão sonhada, cada cantinho dela. A constatação de que acabei realizando muitos desses planos sozinha. Um misto de tristeza e satisfação por honrar a nossa história, nossos sonhos.

E você falando sobre vida sexual, Inês, essa me pegou de surpresa! Desde a sua adolescência, eu tentava puxar assunto. Informação nunca lhe faltou sobre os ciclos femininos, métodos contraceptivos, relações respeitosas. Você até ouvia, lia os livros que eu indicava, mas se mantinha tão reservada, dificilmente trazia alguma dúvida ou um comentário sobre uma amiga. Entendi que era seu limite, seu espaço. Sobre a vida conjugal com Edu, nenhuma palavra. Claro que sempre fiquei atenta a qualquer sinal de que algo não ia bem. Mas tirando os percalços do cotidiano, sempre me pareceram próximos e cuidadosos um com o outro.

Através de seus olhos | CAPÍTULO 5

Espero ter conseguido não ser invasiva hoje. Eu nunca soube ao certo como falar de Ângelo para você. Reencontrei-o depois de quatro anos viúva. E mesmo me achando tão liberal, foi difícil não me sentir traindo Joaquim. Uma sensação estranha, como se me abrir para um novo relacionamento significasse que não havia sido suficiente o que vivi com meu marido. Será que eu deveria me dar por satisfeita com o casamento que tive e sossegar com a viuvez? Será que minha filha ia pensar assim? Outra parte de mim vibrava, se sentia em polvorosa toda vez que encontrava com Ângelo. Seria julgada por isso? Precisei parar de me julgar, de me desvencilhar das amarras do que a sociedade esperava ou não de uma senhora viúva para conseguir viver esse novo amor. Estar com Ângelo não diminuiu em nada o que vivi com Joaquim. Não ocupam o mesmo lugar.

E existe sim vida sexual na idade madura, Inês. Não tão frequente, mas prazerosa, sem pressa, menu degustação, eu diria, saboreando cada momento. Não sei como foi para você ouvir isso, imaginar sua mãe com mais de setenta anos com um homem – e que não é seu pai. Mas senti que você queria saber. Não estava me perguntando como filha, mas como mulher.

Que noite e tanto tivemos, não é, Teo? Hora de descansar.

Boa noite, menino.

CAPÍTULO 6

Os passos que me trouxeram até aqui

Ao dirigir de volta para casa, um estado de relaxamento diferente se apoderou de mim. Sabia que a conversa com minha mãe havia tocado fundo e que iria reverberar por algum tempo.

Fiz um esforço consciente, no caminho, para não me esquecer de comprar o leite que Alice havia pedido. Ainda me espantava a rapidez com que as coisas escapavam da memória.

Entrei em casa, descarregando minha bolsa e as chaves na mesa da sala. Edu endireitou-se no sofá, de onde assistia a um jogo de futebol, quase cochilando. Perguntou se tinha corrido tudo bem na casa de dona Lu. Guardei o leite na geladeira e fui me sentar ao lado dele. Contei que eu havia tido uma conversa muito boa com minha mãe, que eu estava cansada, mas tranquila.

Edu deu uma piscadinha para mim ao dizer que ele era fã da sogra mesmo. Por mais que brincasse a respeito, eu sabia que havia verdade naquela afirmação.

– Mas você sabe que pode conversar comigo também, não é? – ele fez questão de dizer. Beijei-o de leve nos lábios e

Depois da última lua

confirmei com a cabeça, comentando que dessa vez era uma conversa entre mãe e filha. Ele levantou uma das sobrancelhas, com certa curiosidade, mas me adiantei que estava realmente cansada e que outra hora contaria melhor, agora precisava dormir. Edu falou que iria terminar de ver o segundo tempo do jogo. E comentou que Alice tinha ido se deitar.

Passei pelo quarto dela, que estava com a porta entreaberta. Minha filha ainda ficava incomodada com o escuro e preferia deixar entrar uma fresta de luz. Puxei a manta dos pés da cama para cobri-la e beijei sua testa, repetindo mentalmente o que lhe dizia todas as noites desde que havia nascido: "Dorme com os anjos, filha, tenha bons sonhos".

Continuo me espantando com o quanto Alice está crescida. "Quando foi que minha menina passou a ocupar o comprimento todo da cama?", eu me perguntei. Em um passado não tão distante, ela era um toquinho de gente na imensidão do colchão. Lembranças de quando eu me aconchegava ao lado dela para contar uma historinha antes de dormir e depois me esgueirava para sair pelos pés da cama sem acordá-la. Não pude deixar de pensar no movimento natural dos filhos se apropriando dos próprios espaços, assumindo o protagonismo das próprias vidas.

Enquanto me preparava para dormir, aquela ideia um tanto assustadora voltou: em dois ou três anos, provavelmente, Alice não estaria mais em nossa casa, iria cursar uma universidade em outra cidade, como estava nos planos dela. Do mesmo jeito que um dia eu havia deixado a casa de meus pais para trilhar meu próprio caminho. Eu me vi tomada por um senso de urgência, o desejo de aproveitar intensamente cada momento enquanto ela ainda estava ao alcance dos meus braços. Depois seria diferente, depois... Eu não sabia como seria o depois, quando a função "mãe de Alice" não estivesse em primeiro plano. Sentiria um constante aperto no peito? Medo por ela? O tal ninho vazio?

    Apesar da angústia desses questionamentos, peguei no sono rapidamente. Meu corpo havia, enfim, relaxado. Músculos, articulações, maxilar. Acordei revigorada, com o despertador tocando às 6h15 do dia seguinte, constatando a diferença que fazia uma noite bem dormida. Decidi que realmente precisava cuidar melhor da higiene do sono, fosse lá o que isso queria dizer.

    A sexta-feira transcorreu tranquila, embora o cansaço retornasse aos poucos. Almocei com Amanda, a psicóloga da empresa, que abraçou a ideia do projeto de qualidade de vida na maturidade – esse era o nome provisório. Combinamos de enviar um questionário *on-line* para todos os que trabalhavam na empresa, levantando, de forma anônima, as dúvidas e expectativas a respeito da meia-idade e do envelhecimento. E cogitamos nomes de profissionais de várias áreas que poderiam ser convidados para um bate-papo sobre a temática. Um dia bem produtivo, afinal.

    Ao voltar para casa, embora o corpo continuasse pesado e meu desejo fosse desabar no sofá da sala, aceitei o convite de Edu para uma caminhada no bairro. Lembrei-me da decisão de cuidar mais de mim e sabia que a endorfina da atividade física me ajudaria a dormir bem.

    Mais tarde, uma taça de vinho com meu marido seria uma boa pedida. Edu sugeriu uma *pizza* para acompanhar e decidimos convidar minha amiga Carla e o companheiro dela, Lucas. Alice iria adorar, já que era a melhor amiga de Malu, filha de Carla.

Amanda

Gostei demais da ideia de Inês, do projeto para qualidade de vida na maturidade. A empresa está investindo cada vez mais na promoção de saúde e bem-estar para nossos colaboradores como forma de construir um ambiente de trabalho positivo e, claro, para ninguém querer ir trabalhar em outro lugar. A lógica capitalista sempre por perto, ainda que disfarçada e com benefícios.

Vou gostar de voltar a estudar o ciclo vital, as etapas do desenvolvimento. Deve ter muita coisa para me atualizar desde que vi esses temas na faculdade. E já tenho em mente algumas pessoas que vão adorar participar das atividades. Mesmo dizendo que sou psicóloga de RH, e não clínica, sempre tem alguém que vem desabafar comigo algum perrengue da vida pessoal. E quantas vezes o pano de fundo é uma mudança que chegou com a vida madura, com a crise da meia-idade, com o envelhecimento dos pais.

Estou com 39 anos, acho que ainda tenho chão pela frente antes de me deparar com o climatério, mas a conversa com Inês me deixou pensativa. Por volta dos trinta, eu já havia entendido que eu não queria ser mãe, não queria ter filhos. Acho que na verdade nunca quis. Na juventude, cheguei a pensar que queria, mas vejo que era mais como uma tarefa que eu achava que tinha que cumprir na vida, não vinha de dentro.

Durante a formação em Psicologia e nos muitos anos de psicoterapia que se seguiram, ficou claro para mim que a decisão de não ter filhos tinha relação com a experiência que eu tive. Filha única de um casal que havia perdido um bebê antes de mim. Não culpo meus pais pela forma superprotetora e muitas vezes sufocante com que me criaram. Na cabeça deles, aquilo tudo era cuidado, era afeto, era medo de perder. Obviamente que eu tive asma, bronquite e todas as alergias de pele possíveis na infância. Como se meu corpo gritasse que precisava respirar, precisava de espaço. Lembro que algumas vezes me trancava no banheiro, deixava o chuveiro ligado e ficava lá por quase uma hora pelo simples prazer de estar sozinha.

Eles não me deixaram fazer faculdade fora da cidade, onde eu queria. Perigoso demais. Não me deixaram viajar com os amigos. Perigoso demais. E esses "nãos" vinham tão misturados com cuidado e afeto que eu me sentia culpada de sentir raiva, de querer ir embora, me sentia ingrata de precisar romper aquelas amarras. Mas, quando o fiz, foi de uma vez. Passei no aprimoramento de Psicologia do Trabalho no Rio Grande do Sul e fechei questão. Desta vez eu iria. Podiam brigar, cortar o dinheiro, que eu daria um jeito de viver com a grana da bolsa de estudos. E foi o que fiz. Aquele ano foi minha libertação, como uma lufada de ar fresco que invade a janela e areja a casa.

Minha mãe ficou dois meses sem falar comigo. A culpa ali, me espreitando, e eu resistindo. Sabia que era necessário, que era um segundo nascimento. Aos poucos meus pais foram aceitando. Soube depois que chegaram a fazer terapia familiar, o que parece ter ajudado, pois começaram a entender como eu me sentia diante daquilo tudo.

Fomos retomando o contato, mas desta vez eu estava bem consciente dos limites que eram importantes para mim. Descobri um prazer enorme em estar comigo mesma, em ser dona do meu destino. Tudo o que eu conseguia economizar, eu investia em viagens. Queria ir até onde pudesse chegar para conhecer novos lugares, novas pessoas, novas culturas. Viajava em turma, com amiga e muitas vezes sozinha mesmo. Aprendi a tomar cuidados necessários. Sim, o mundo pode ser perigoso para uma mulher viajando sozinha, mas me cerco dos cuidados possíveis e não me privo de fazer o que mais me realiza. Nas próximas férias, vou conhecer a Turquia. Vamos eu e a Cláudia, que é engenheira química da empresa.

Depois da última lua

Percebo o julgamento das pessoas. As perguntas que se sucedem: "Quando você vai se casar?" "Quando vai ter filhos?" Se ouso dizer que não terei, logo vem o comentário: "Ah, um dia você vai se arrepender" ou "é egoísmo pensar só em você e não ter filho". Por isso que muitas vezes nem digo abertamente que decidi não ser mãe. Falo apenas que não posso engravidar. Assim, as pessoas parecem me julgar menos. Mas por que não ter filhos é egoísmo? Tem muita gente que coloca filhos no mundo e não consegue cuidar bem. E não estou falando apenas de cuidados materiais. Talvez seja a antiga cobrança de que as mulheres devam reproduzir. Perpetuar a espécie. Nossa espécie está bem perpetuada, na minha visão.

Não tenho como garantir que não vou me arrepender um dia. Pode ser até que aconteça. E, se me arrepender, vou lidar com esse sentimento. Do mesmo jeito que lido com as consequências de outras escolhas que faço. Ou será que as pessoas que têm filhos também não podem se arrepender um dia? E aí faz o quê? Volta o filho para a barriga? Não. Cada uma lida com suas escolhas, e pronto.

Uma vez conversei mais a fundo com a Inês sobre isso, ela sabe que sou bem resolvida nessa questão de não ser mãe. Ela até me disse uma coisa interessante. Que ela me vê exercendo a maternagem em outras áreas da minha vida. E ela tem toda razão. Me vejo exercitando a maternagem – no sentido de ter um vínculo afetivo de cuidado e acolhimento – com uma amiga em um momento de fragilidade, com meus próprios pais agora que estão mais idosos e até com meus projetos na empresa. Acho que o ofício de psicóloga também empresta muito da maternagem, ainda que vá além dele.

Não sei exatamente como vou viver minha fase de mulher madura, mas me sinto tranquila para vivê-la quando chegar a hora. Conheço os passos que me trouxeram até aqui.

CAPÍTULO 7

Não desistir de mim

A noite com nossos amigos foi muito agradável, como de costume. Sempre saio revigorada dos encontros com Carla. A vida foi me ensinando que existem diferentes categorias de amizades, cada qual importante à sua maneira. Tem as amigas do convívio social, com quem dou boas risadas e divido experiências do cotidiano. Existem as amigas de longa data, com quem compartilho um passado, histórias afetivas, mas que não estão presentes no dia a dia, geralmente pela distância física que se impôs entre nós. E há aquelas poucas amigas que tocam minha alma, para quem posso me mostrar sem tantos filtros, e que trazem a sensação de aconchego, de pertencimento, de estar em casa. Que sorte ter encontrado duas ou três amigas dessas ao longo da vida. Carla é uma delas.

Quando ficamos sozinhas na cozinha, contei para minha amiga sobre as angústias da semana. Já havia comentado o incômodo com a insônia, os esquecimentos, a irritação. Mas agora eles tinham nome: menopausa.

Carla também tinha dúvidas sobre o que esperar dessa fase. Acabara de fazer 49 anos e tinha consciência de que estava em contagem regressiva para o fim de seus ciclos. Vinha sentindo ondas de calor e a menstruação não descia todos os meses. Mas o que a amedrontava era de que forma o climatério poderia influenciar sua relação com Lucas.

Ela havia passado por situações muito desgastantes no relacionamento anterior, com o pai de sua filha Malu. Tinha saído ferida emocionalmente, diminuída, desvalorizada. Passados alguns anos, iniciou uma relação de respeito e parceria com Lucas, doze anos mais jovem que ela. Carla tinha medo de que a menopausa a deixasse menos desejável aos olhos do parceiro.

– Será que ele vai se dar conta de que agora sou uma mulher velha? Será que vai olhar para as mulheres de 25 ou trinta anos com mais interesse do que para mim? – questionava. Por mais que se policiasse, essas perguntas despertavam gatilhos dolorosos dentro dela.

Carla confidenciou que vinha percebendo uns escapes urinários, por enquanto só umas gotinhas de xixi na calcinha. Mas que a ginecologista tinha avaliado que ela estava com o assoalho pélvico enfraquecido e a encaminhara para sessões de fisioterapia pélvica.

– Imagine, minha amiga, que estou fazendo ginástica para a "periquita" e adjacências, para não ter que usar fralda geriátrica nos próximos anos – embora ela fizesse piada, nós duas sabíamos que era um ponto delicado, mais uma mudança da tal maturidade. Carla prosseguiu contando que estava admirada com a importância do fortalecimento pélvico, que a fisioterapeuta tinha dado uma aula para ela, em que descobrira a importância de fortalecer esses músculos para prevenir uma série de problemas futuros.

Carla comentou que não havia mencionado nada para Lucas e que a irmã dela tinha sugerido que não contasse para ele quando seus ciclos terminassem. Ela achava ridículo esconder algo natural da vida, mas, ao mesmo tempo, não queria que ele a visse como uma mulher que não era mais fértil, que estava murchando. E desabafou:

– Eu sei que sou uma mulher forte, tenho consciência das minhas qualidades, do que tenho a oferecer. Mas me batem essas inseguranças, sabe, fico tentando me desviar delas, mas não consigo.

Encarei minha amiga com afeto, reconhecendo nela angústias que também eram minhas. Medo de não ser mais dona de mim, de não me reconhecer, de não ter valor, de não dar conta. Falei para ela que entendia seu medo e que precisávamos enfrentá-lo, inclusive cuidando do emocional e nos apoiando, para não pirar com tudo isso. Autocuidado físico e mental. Comentei que queria voltar a nadar e que poderíamos combinar de caminhar juntas. Acrescentei:

– Vou levar você para conversar com a minha mãe um dia desses. Não precisamos passar por isso sozinhas. Conversar com ela me ajudou bastante.

Carla topou de imediato, dizendo que dona Lu era uma "diva da vida real", como diriam as nossas filhas. Comentou que minha mãe lhe parecia tão bem resolvida, tão dona de si.

– Mas nem sempre foi assim – ressaltei. – Ela me falou que também se viu perdida e chegou a ficar deprimida na época em que entrou na menopausa, justamente quando perdeu meu

Depois da última lua

pai. Foi aos poucos que ela conseguiu ir se apropriando dessa fase. Minha mãe ressurgiu das cinzas, uma fênix.

Compartilhei com Carla o que minha mãe havia me contado, sobre as dificuldades que passou, o apoio para se recuperar que buscou com os grupos de mulheres, a ioga, a psicoterapia, as caminhadas, a jardinagem, todas essas coisas que trouxeram mais sentido à vida dela. E que dona Lu conseguiu ficar bem de verdade, encontrou um novo caminho.

– Agora está chegando a nossa vez de encontrarmos o nosso rumo, o nosso jeito de encarar essa fase. Mas saber que é possível chegar bem do outro lado é um alívio – completei.

Alice e Malu entraram animadas na cozinha, nos rodeando e pedindo que eu deixasse Alice dormir na casa de Malu para assistirem à temporada nova de uma série. Sabíamos que era um pretexto para as duas conversarem madrugada adentro, mas era reconfortante ver a amizade de nossas filhas, o quanto se importavam uma com a outra. Eu e Carla nos olhamos, fingindo pensar a respeito do pedido, mas logo concordamos e fomos apertadas em um abraço coletivo. As duas adolescentes saíram dando gritinhos para arrumar a mochila de Alice.

Carla comentou:

– Parece que foi ontem que éramos nós o centro das atenções. Isso está mudando, minha amiga. Agora, quando saio com a Malu, vejo que os olhares são para ela. É como se estivéssemos passando o bastão para a próxima geração, como se a gente caminhasse aos poucos para os bastidores.

Pude apenas concordar com a realidade daquela observação. Também sentia que, diante da lente social, daqui para a frente, era a vez de nossas filhas atraírem os holofotes. Carla continuou:

– A gente tem que estar muito bem resolvida para não ficar mal, Inês, para não se sentir descartável. Para entender que são momentos diferentes e que nosso papel vai mudando. Ainda bem que não somos essas mães que ficam disputando lugar com as filhas. Temos muito o que viver, mas não é competindo com elas. É exatamente o contrário: é lindo ver nossas meninas desabrochando!

– Carla, você sabe que elas odeiam quando a gente usa essa palavra – fingi adverti-la, imitando a revirada de olhos que as meninas fariam.

– Eu sei! É por isso que a gente vai continuar falando. De-sa-bro-char. É a nossa cara – Carla riu.

Fizemos tim-tim com nossas taças, e chamei o brinde:

– A todas nós, mulheres: mães, filhas, velhas e jovens! Saúde!

Carla

Entramos no carro, agradecendo a Inês e Edu pela noite deliciosa. Os dois desceram com a gente até a rua, trazendo o travesseiro e a mochila de Alice, que vai dormir lá em casa com Malu. Lucas está dirigindo e atazanando as duas com as músicas que ele escolhe para tocar, obviamente as que ele sabe que elas odeiam. Engraçado isso, como os homens são estimulados desde meninos a interagir com a gente nos provocando, ainda que de brincadeira.

E vamos nos acostumando com a provocação. Muitas vezes, nem nos damos conta quando se torna desrespeito, agressão. Não Lucas,

Depois da última lua

ele é antenado com tudo isso, já parou a brincadeira, deixou Malu conectar a playlist *dela no carro.*

Mas não era assim com Murilo, pai de Malu. Desde o namoro, era uma montanha-russa, no começo mais sutil e depois foi piorando. Ao mesmo tempo que ele me fazia sentir a pessoa mais importante do mundo, elogiando, fazendo grandes declarações de amor, dali a pouco eu virava um lixo, só porque desconfigurei sem querer o aparelho de TV por assinatura mexendo no controle. Ele me chamava de burra, de inútil, jogava o controle no chão. Malu pequenininha, os olhinhos arregalados. E fui me encolhendo. Justo eu, a publicitária descolada fora de casa, me via como um trapo de mulher da porta para dentro. Pisava em ovos, me achava responsável por despertar aquele lado dele. Quem sabe se fizesse tudo certinho? Se fosse boazinha? Depois, Murilo caía em si, algumas vezes até pedia desculpas, falava que eu o deixava nervoso com as coisas que eu fazia. E eu acabava ficando confusa, perguntando-me se não era mesmo culpa minha tê-lo deixado daquele jeito, ou se eu não estava sendo sensível demais...

A chave virou para mim quando me vi ensinando minha filha, então com seis anos, que ela precisava tomar cuidado com o que falava e fazia para não "provocar" aquelas reações no pai dela. E ela me obedecia, ficava quietinha quando ele vinha dar uma bronca nela, mesmo que injusta, olhava para mim e concordava com ele. Entendi que eu não podia mais continuar. Não dizia respeito apenas a mim, não era uma escolha só minha, eu estava escolhendo por nós duas. E permitir que Murilo me tratasse daquela forma era ensinar minha filha que era normal ser desrespeitada, ser xingada, desvalorizada. Porque, àquela altura da relação, eu acreditava no que ele dizia a meu respeito, me sentia incapaz, feia, desprovida de

Não desistir de mim | CAPÍTULO 7

qualquer atributo interessante para o outro. Parecia que eu tinha até que agradecer por ele estar comigo.

E, mesmo me achando um nada, eu sabia que precisava tomar uma atitude por mim e por Malu. Para que ela nunca achasse que era normal alguém tratá-la assim, para que nunca tivesse dúvida do próprio valor.

Quando decidi me separar, não recebi muito apoio. Até hoje me dói quando me lembro de alguns parentes falando que era importante eu pensar melhor, que ele era o pai de Malu, que eu devia pensar no bem da família. Mas Murilo não pensava no bem da nossa família quando me humilhava na frente de nossa filha. Acho que não se dava nem ao trabalho de ter consciência do estrago que causava em nós. Ele só transbordava, e a gente que se virasse para dar conta.

Mas Inês esteve ao meu lado. Em todos os momentos. Não soltou minha mão. Do mesmo jeito que não soltei a dela quando seu Joaquim morreu. E saber que eu podia contar com ela, com alguém que validava o que eu estava passando, fez toda a diferença. Foi na casa dela que eu e Malu ficamos nos dias seguintes ao pedido de separação, quando Murilo fazia ameaças e me pressionava até na porta da escola da Malu. Eu me senti tão humilhada indo fazer um Boletim de Ocorrência na Delegacia da Mulher para ter o direito mínimo de voltar para minha casa. Foi o fundo do poço. Até então não queria acreditar que sofria violência, afinal, ele nunca levantou a mão para mim. Eu mesma minimizava. Como admitir para mim mesma que tinha chegado a esse ponto? A escrivã na Delegacia da Mulher me orientou a buscar ajuda psicológica. E foi na terapia que a psicóloga foi nomeando o que eu vivia: violência verbal, violência psicológica.

Mesmo separada, as feridas da relação com Murilo ficaram em carne viva por muitos anos no meu coração – a sensação de estar

Depois da última lua

em alerta, de que algo ruim poderia acontecer a qualquer momento. E até hoje, se eu não tomar cuidado, elas voltam a abrir. Tenho medo de reencontrá-las com essa história de menopausa. De ficar velha. Quase escuto a voz de Murilo repetindo: "Ninguém mais vai te querer, você está acabada, um lixo". Então, respiro fundo e digo para mim mesma que, antes de qualquer um, eu me quero bem, eu tenho valor. E que sortudo é quem está ao meu lado, desfrutando da minha companhia. Tem funcionado até aqui. Uma batalha diária, um esforço cotidiano. Não vou desistir de mim.

CAPÍTULO 8

As luas que guardo comigo

O sábado chegou preguiçoso e me permiti ficar um pouco mais na cama. A noite de sexta tinha se estendido, em que eu e Edu fizemos amor de-li-ci-o-sa-men-te. Ainda degustava aquela sensação de prazer e relaxamento. Queria dormir até mais tarde, quem sabe tirar aquele resto de cansaço que me acompanhou durante toda a semana. Percebi quando Edu trocou de roupa para ir correr. Voltei a cochilar e só despertei uma hora depois.

Havia acabado de escovar os dentes e vestir *short* e camiseta quando escutei meu marido na cozinha, dizendo que trouxera pão quentinho. Encontrei-o terminando de passar a água quente pelo coador, o aroma delicioso do café coado na hora preenchendo a casa. Esperei Edu fechar a garrafa térmica e o abracei pelas costas, recostando a cabeça nele.

– Que delícia acordar sem pressa e tomar café da manhã com você – sussurrei.

Edu virou-se de frente para mim, retribuindo o abraço e respondeu que o bom mesmo era ganhar esse abraço apesar de

Depois da última lua

estar todo suado da corrida. E se divertiu com a minha expressão quando constatei que ele estava realmente molhado de suor. Ele foi tomar um banho rápido, enquanto eu terminava de colocar a mesa com tudo o que me dava ao direito nos finais de semana: geleia, queijo, manteiga, pão fresco, suco de laranja, leite para o café pingado de Edu. Cortei o mamão em fatias, a banana em rodelas e cobri com linhaça triturada e um fio de mel. Sabia que a linhaça era muito boa para a saúde das mulheres.

Meu marido voltou com os cabelos molhados, escorrendo água e pingando na camiseta e no chão. Não adiantava falar, era um hábito enraizado com o qual parei de implicar para evitar discussões. Concessões da vida a dois. Sentamos de frente um para o outro e nos encaramos, sorrindo. Edu esticou a mão para alcançar a minha e perguntou se eu havia conseguido descansar.

– Sim, acordei bem – respondi, resumindo assim meu estado de espírito.

Então me dei conta de que meu marido pouco sabia sobre o que eu estava passando nas últimas semanas. Não esperava que acessasse tudo de imediato – se para mim era um universo novo, imagine para ele! –, mas precisava contar para Edu, um pouco que fosse, as questões com as quais me debatia. Alimentar a relação também significava me comunicar, construir pontes entre nossas experiências, por mais diversas que fossem. Pelo menos era esse meu conceito de parceria. E eu queria falar. Não no meio da correria dos dias anteriores, espremida entre um compromisso e outro, mas em um momento como este, em que tínhamos tempo para nos enxergarmos de verdade.

As luas que guardo comigo | **CAPÍTULO 8**

– Hoje estou melhor, Du, mas não tem sido fácil – foi assim que comecei, as palavras ganhando forma à medida que eu me ouvia dizê-las.

Edu ouviu de coração aberto, como eu tinha imaginado que faria, fazendo algumas perguntas – ele não sabia ao certo os sintomas da menopausa e qual a intensidade deles. Ouviu meus temores, afagando minha mão em alguns momentos, servindo-me mais café em outros. E contou sobre os medos dele a respeito da meia-idade e do envelhecimento, o receio de entrar em depressão quando não estivesse mais tão produtivo, um padrão que ele viu se repetir na história dos homens da sua família.

Começou a chover lá fora, deixando o dia ainda mais preguiçoso. Nenhum de nós teve pressa para sair da mesa, e resistimos bravamente à tentação dos celulares apitando notificações de conversas e redes sociais.

Perto da hora do almoço, Alice chegou de volta da casa de Carla. Nós três preparamos um macarrão à bolonhesa – o preferido de Alice – com muito queijo parmesão por cima.

Mais tarde, Alice e eu assistimos a dois episódios da série que estamos vendo juntas, com direito a pipoca e cobertor no sofá. Logo depois, Edu avisou que iria ao hortifrúti fazer as compras da semana, e Alice se dispôs a acompanhá-lo, com a promessa de uma parada na sorveteria na volta.

Decidi aproveitar o raro momento em companhia de mim mesma, como diria minha mãe, para começar o livro recém-lançado de minha escritora preferida. Preparei um chá de hortelã e peguei o livro na estante. Acomodei-me no sofá da sala e me entreguei ao simples prazer de apreciar as primeiras páginas

Depois da última lua

de um livro que ansiava ler, o cheiro do papel, a história que me aguardava e que certamente me envolveria por dias ou até semanas. Imersa na leitura, demorei a perceber que estava com frio. Ao cruzar as pernas para esquentar os pés, puxando o cobertor, senti a sensação familiar de algo quentinho vazando lá embaixo. Instintivamente, levei as mãos ao ventre. Será?

Diante da perspectiva do fim dos meus ciclos, experimentei um contentamento inesperado ao pensar na possibilidade de ainda estar menstruando. Fui até o banheiro e constatei a mancha de sangue vermelho vivo na calcinha. Sim, minha lua havia chegado, era o meu sangue descendo. Por isso estava mais cansada, com as pernas pesadas nos últimos dias, querendo ficar na caverna. Ando tão confusa, sem confiar no meu corpo, que não havia reconhecido os sinais.

Eu me despi e decidi tomar um banho quente. Entrei no *box* e liguei o chuveiro. Enquanto esperava a água esquentar, olhei para o chão e observei as gotas quentes de meu sangue caindo livremente no piso frio. Elas pingavam uma a uma e iam se juntando à água do chuveiro, um fio vermelho-rosa que escoava em movimentos circulares ao redor do ralo. Assim como aquela água, meus ciclos estavam escoando na ampulheta do tempo.

Como vai ser quando eu não menstruar mais? Não terei mais as oscilações durante o mês? Será que vou me sentir todo dia igual? Estarei mais disposta ou mais cansada? Mais animada? Mais triste?

Uma ideia surgiu tímida e foi tomando forma, até que se tornou uma necessidade. Eu queria... aliás, eu precisava fazer aquilo. Estiquei a mão para a prateleira do *box* e peguei a

Depois da última lua

saboneteira, deixando o sabonete de lado. Posicionei a peça no chão, abaixo de meu corpo e esperei pingar, uma, duas, três, quatro, várias gotas do meu sangue. Permaneci alguns segundos ali, com as mãos aquecendo meu ventre, apropriando-se daquela sensação, apropriando-me de mim mesma.

Coloquei com cuidado, do lado de fora do *box*, a saboneteira com as últimas gotas do sangue precioso de meus ciclos. Lembrei-me das palavras de minha mãe: este é o sangue da Vida. Sem ele – sem os ciclos menstruais –, eu não teria gerado minha filha. E mais: aquele sangue, que havia se renovado todos os meses ao longo da minha vida até então, movimentara em mim a força de criação, minha capacidade de criar no mundo.

E por que deixou de ser natural ver beleza no sangue dos nossos ciclos? Por que é mais comum sentir nojo e vergonha dele?

Terminei meu banho com calma. A água morna me envolvia como um abraço, contornando os limites de minha pele, me trazendo de volta a consciência do meu corpo. Eu me enrolei na toalha macia, deslizando-a devagar sobre mim. Puxei um absorvente da gaveta e o acomodei na calcinha. Escolhi um vestido de algodão bem confortável e calcei meias – quando os pés estão quentinhos, o útero também fica aquecido, evitando as cólicas. São ensinamentos da medicina chinesa, aprendidos nas sessões de acupuntura, e um antigo conselho das avós.

Esfreguei as pontas dos dedos no espelho embaçado e encarei meu reflexo. Encontro traços da fisionomia de dona Lu nas expressões de meu rosto. Principalmente quando sorrio e meus olhos se estreitam, fico muito parecida com as fotos dela nessa idade. Notar a passagem dos anos é impactante e, ao mesmo tempo, reconforta reconhecer em mim pedacinhos de minha mãe. Espalhei o hidratante e passei de leve um batom, deixando aquelas sensações se diluírem com a névoa do banheiro.

Eu tinha algo importante a fazer. Peguei a saboneteira e fui até a escrivaninha, tirando da gaveta uma folha A4 de papel mais grosso e um lápis grafite. Desenhei um círculo no centro, à mão livre. Puxei um pincel do porta-lápis e mergulhei a ponta macia nas gotas de meu sangue. Fiz o contorno do círculo e segui pintando dentro dele, com manchas mais claras e mais escuras do vermelho vivo. Quando todo o círculo ganhou cor, e eu havia usado até a última gota carmim, segurei o papel e sorri satisfeita:

– Pronto, aqui está você. Minha lua.

Eu me lembrei do giz carvão que tinha em algum lugar, dos tempos em que havia me aventurado pelas artes. Encontrei a caixinha no fundo de uma gaveta e voltei ao desenho, sombreando ao redor. Agora, a lua cheia vermelha refletia sobre um mar de águas escuras. Não era nenhuma obra de arte, mas eu havia encontrado a minha forma de dizer adeus aos meus ciclos.

Era maluquice aquilo? Deixar registrada minha lua, talvez minha última menstruação? E se alguém visse o desenho, o que diria? Será que me julgariam esquisita? Alternativa demais? Uma mulher selvagem? Sempre achei essa expressão intrigante. "Selvagem", do latim *silvaticus*, da floresta, ao mesmo tempo que me remetia a algo primitivo, fora de controle, o dicionário trazia um segundo significado interessante: "aquilo que tem sua origem e se desenvolve naturalmente". Ou seja, sem interferências externas, fiel à sua natureza, que mantém seus instintos preservados. O quanto nos distanciamos de nossa natureza instintiva feminina? Da nossa ciclicidade?

Não era à toa que eu tinha receio de alguém encontrar meu desenho e me julgar. Precisei argumentar comigo mesma que ninguém saberia que "tinta" usei. Para todos os efeitos, poderia ser uma pintura qualquer.

Mas eu sabia. Para mim, aquele pedaço de papel estava impregnado de sentido. Seria uma bússola a me apontar o norte nas noites sombrias que porventura viessem. Poderia reencontrar naquele desenho a lembrança viva de todas as luas que vivi e que carrego comigo.

Comecei a perceber por outro ângulo aquela história. Seria possível me sentir assim, senhora de todas as fases? Despedir-me dos ciclos que me habitaram por tanto tempo não significava necessariamente me sentir vazia. Poderia, com o passar do tempo – quem sabe? –, me sentir completa, capaz de acessar cada uma das mulheres que me compõem. A jovem, a maternal, a anciã.

A pintura estava quase seca, assumindo tons de rosa e marrom. Virei o papel e comecei a escrever no verso, deixando fluir os pensamentos:

Minhas luas

Vocês me acompanharam por tanto tempo, dos meus doze anos até agora. Nem sempre gostei de menstruar. Era muito inconveniente a sensação de estar vazando, de ficar à mercê das variações de humor e cuidados em cada mês. Parecia mais fácil se ficasse sempre

As luas que guardo comigo | CAPÍTULO 8

igual, como os homens. Fui crescendo, veio a descoberta da sexualidade, do prazer que meu corpo de mulher podia me oferecer, depois de ultrapassadas a vergonha e a culpa que aprendemos desde cedo. Aceitei, sem pensar muito, os anticoncepcionais, que, além de evitarem uma gravidez, davam um certo controle do ciclo. Eu podia saber melhor quando estaria sangrando ou não.

Conheci Edu, nós nos casamos, curtimos bastante nossa vida a dois. Aos 31 anos, fiquei grávida de Alice e aquilo mudou tudo. A incerteza das primeiras semanas deu lugar à perfeição do corpo se transformando dia após dia, do mistério maravilhoso da vida crescendo dentro de mim. Eu me sentia radiante, completa, estava amando ser mulher. Sentir minha filha mexendo dentro da minha barriga, tentar adivinhar se era o bumbum ou o pezinho dela naquela protuberância que aparecia de um lado ou de outro. O desejo de conhecer seu rostinho, de sentir seu cheiro.

Eu não fui a menina que brincava muito de boneca, por isso não imaginei o quanto iria me entregar à gestação de um bebê. Achava até que as pessoas romantizavam demais. Agora sei que é diferente para cada mulher. Vivi intensamente cada momento daquelas quarenta semanas. E, como boa capricorniana, fui estudar o processo da gravidez e do parto. Foi crescendo o desejo de viver aquela experiência por completo, o que para mim significava ter um parto dito "normal" e ativo. Eu me preparei bastante para isso, procurei uma equipe especializada em parto humanizado. Ainda bem que o Edu me acompanhou em todo o processo e também se preparou para me dar o apoio necessário. Engraçado que minha mãe, que é tão naturalista, ficou receosa quanto ao parto normal. Ela temia por mim e por Alice. Acho que ficou muito marcada pelo que viveu quando eu nasci, uma cesárea de emergência por conta de diabetes gestacional. Mas eu estava

Depois da última lua

segura. Tive uma gestação de baixo risco e muito saudável. Eu me sentia em condições de estar ativa no parto. Eu queria aquilo.

As contrações começaram em uma madrugada de mudança de lua crescente para cheia. E olha que nem acreditava nessas crenças! Coloquei em prática as respirações e posições que treinei e ficamos aguardando em casa as contrações se regularizarem em intervalos de cinco em cinco minutos. Descobri que era uma ilusão achar que teria um parto sem dor, definitivamente eu não era uma daquelas sortudas dos vídeos da internet. Doía muito durante os minutos de contração, como se minhas costelas estivessem se abrindo. No início aquilo me desestabilizou, meu corpo todo se contraía, e eu tentava evitar a dor, brigava com ela, chegava a me sentir traída por todo o preparo que havia feito.

Até que, lá pelas tantas, entendi que a dor fazia parte do processo de meu corpo se abrir para a passagem da minha filha. Que aquela dor não estava contra mim, mas a meu favor. Eu precisava me aliar a ela! Parei de resistir. Quando a contração vinha, tentava relaxar meu corpo, deixar a dor abrir caminho. Eu me apoiava nos ombros de Edu e balançava meu quadril para um lado e para o outro, em movimentos circulares, quase como uma dança. A dança de chegada de nossa filha. Em meu íntimo, eu a chamava, convidava a vir para nós, dizia-lhe que estava segura para nascer.

A partir daí, as contrações ritmaram-se cada vez mais e fomos para a maternidade. Nossa obstetra nos aguardava e verificou a dilatação e os batimentos cardíacos de Alice, tudo bem com a gente, faltava pouco. Como as contrações estavam acontecendo muito próximas uma da outra, a dor era quase constante. A médica então sugeriu uma analgesia, que aceitei de bom grado, àquela altura não iria interferir no curso normal do parto. E veio em boa hora. Foi só

As luas que guardo comigo | **CAPÍTULO 8**

fazer a analgesia que a dilatação total aconteceu, e a médica me convidou a colocar a mão para sentir a cabecinha de Alice saindo. Ao fazer esse movimento, ela terminou de nascer ali, com a cabecinha em minhas mãos e veio direto para meu colo. Minha filha, coberta de vérnix, perfeita, o cheiro da vida, me olhando com aqueles olhos intensos e escuros que ela tem até hoje.

Difícil definir o quanto essa experiência me transformou. Dizem que passar pelo parto é atravessar um portal, é fazer uma travessia. Eu descobri uma mulher em mim que eu desconhecia até então. Que força primitiva havia me guiado naquele processo? Por que eu nunca havia me dado conta dessa força antes? Onde aquilo estava adormecido?

E mais uma vez a consciência do privilégio. De saber que foi uma experiência que me fortaleceu porque fui respeitada e bem acompanhada no desejo de um parto humanizado, mas que há mulheres que sofrem verdadeiras violências no momento precioso do nascimento de seus filhos. Podemos nos reencontrar com a força de sermos mulheres em outras experiências da vida, mas, dependendo das condições em que for atravessado, que momento privilegiado para isso é o parto!

E então tive Alice em meus braços, descobrindo aquele serzinho sem qualquer manual de instruções. Se saí do parto me sentindo forte e empoderada, bastou dois dias de amamentação para eu me sentir frágil e incapaz. Tudo o que parecia fácil na teoria, afinal, os bebês nascem programados para mamar no peito, na prática tinha uma infinidade de possibilidades de dar errado. Meus peitos doíam, estavam sensíveis e machucados, e Alice não parecia saciada com o que mamava. Ela chorava, queria ficar grudada no peito o dia todo – e à noite –; não houve aquela história de três em três horas dos livros. Não via glamour na maternidade; ao contrário, ter me tornado mãe

Depois da última lua

me colocou diante da minha fragilidade, do que eu não sabia, do que não conseguia.

Foi um longo aprendizado para nós duas, de desconstruir o que a teoria dizia e encontrar o nosso ritmo. Depois dos dois primeiros meses de lágrimas de ambos os lados, foi ficando confortável e pegamos o jeito. Entendi que a beleza da maternidade não estava em tentar ser uma mãe perfeita, mas na relação que eu tinha com a minha filha. No olhar dela fixo em mim ao mamar. No sorriso que ela abria quando eu a pegava no berço. Aos seis meses, amamentar havia se tornado um grande prazer, embora ainda pesassem as noites maldormidas. Mas fui percebendo que aqueles desconfortos iam passar, que em algum ponto eu voltaria a ter minha vida pessoal. Passei a curtir cada fase, cada conquista de minha menina. E até a sentir saudade das etapas que não voltariam mais, mesmo as difíceis. Vá entender!

Como diria minha mãe, quantos ciclos de vida-morte-vida! A jovem mulher independente, a gestante em preparação, a mulher empoderada do parto, a puérpera desesperada com a amamentação, a mãe encantada com sua bebê, a mulher madura retomando seu espaço para além da maternidade, a profissional bem-sucedida e agora a mulher na crise da meia-idade. Quantas mortes vivi, e quantos renascimentos!

Tudo isso acompanhada de meus ciclos, de minhas luas que, mesmo quando eu não estava sangrando, como na gravidez, estavam explícitas na minha barriga, como uma grande lua crescente.

Sou grata por cada lua, por cada ciclo que me trouxe até aqui. E me preparo para o fim das minhas luas, consciente de que minha capacidade de gerar se estende para além do meu útero, me acompanhando em tudo o que eu colocar no mundo.

Inês

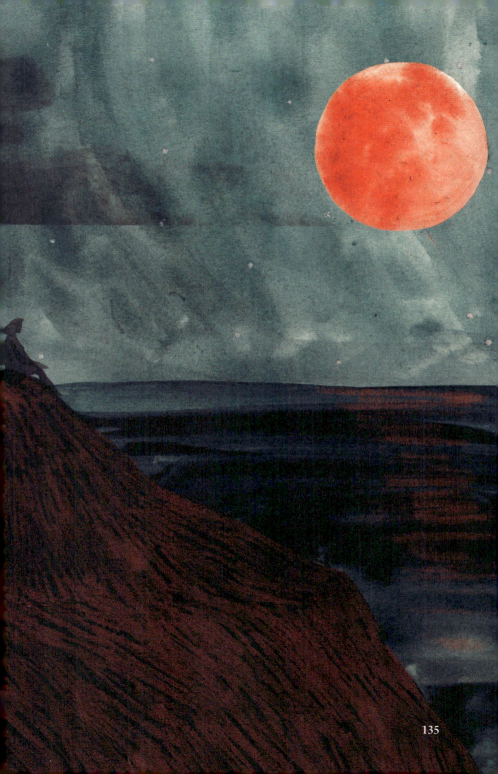

Depois da última lua

Respirei aliviada. Virei a folha e observei novamente meu desenho. Decidi guardá-lo na gaveta ao lado da cama. Ninguém iria saber daquelas palavras nem do significado da pintura. Bem, talvez eu conte para minha mãe. E, um dia, para Alice.

Enquanto lavava os materiais e os organizava nos lugares de costume, eu me peguei sorrindo sozinha, transbordante com a sensação de ter conseguido representar aquela despedida. A capacidade de criar – de me expressar através da escrita e do desenho – me ajudando nessa travessia. Tive vontade de dançar pela casa, de contar aos quatro ventos sobre meu desenho e o significado dele, mas sabia que não o faria. Que o guardaria literalmente na gaveta.

E esse silenciamento não me passou despercebido. Por que as mulheres ainda precisam manter tanta coisa em segredo? Sabia bem a resposta: para serem aceitas, para não fugirem do padrão do que é esperado, para não serem taxadas de esquisitas, de loucas, de bruxas.

Conheço a história. Carregamos na pele o registro de ancestrais que foram perseguidas, mortas, torturadas e queimadas nas fogueiras. Durante os mais de quinhentos anos em que vigorou a Inquisição, a prática de tortura e perseguição de mulheres foi oficialmente aceita sob a acusação de bruxaria. As primeiras a irem para a fogueira foram parteiras e curandeiras, aquelas que cuidavam de outras mulheres com os saberes das ervas medicinais. Mulheres que utilizavam os conhecimentos sobre os ciclos da lua e das estações do ano para orientarem os nascimentos e as plantações, que celebravam os solstícios e os equinócios como comemorações da Vida, mas por isso mesmo foram associadas a religiões pagãs, perseguidas e mortas.

As luas que guardo comigo | CAPÍTULO 8

Naqueles tempos – só naqueles? – sobreviviam as mulheres que passavam despercebidas, que eram invisíveis, que silenciavam, que se submetiam.

De algum modo, essa memória se mantém viva em cada uma de nós, no medo que nos ronda sempre que farejamos algum perigo para nossa integridade física, afetiva ou social. Na psique feminina, continua bem vivo o medo de ser rotulada e perseguida, de ouvir os ecos de "queimem a bruxa". E o medo é um poderoso cabresto.

Não tenho mais a ingenuidade dos tempos de universidade, em que levantava bandeiras sem temer as consequências. Às vezes, sinto saudade daquela jovem idealista. Eu me aprofundara nas ideias que defendia, em função dos estudos e dos anos de experiência. Mas tinha perdido a inocência, aprendido a medir e avaliar melhor os riscos, para me preservar, para sobreviver. Por vezes, em um limite tênue entre não me calar, mas também não ser julgada, perseguida, ou então cancelada – a palavra da moda.

O fim de semana transcorreu devagar. Mantive-me especialmente consciente do período menstrual. Atenta ao que meu corpo sinalizava, me permiti ficar mais recolhida, descansar as pernas, me hidratar bastante. Havia aprendido que, quando consigo atender às necessidades de descanso nessa fase, vivo "aqueles dias" com menos desconforto.

No domingo, preparei com calma as coisas para a semana, revisei a agenda, repassei mentalmente os compromissos da segunda-feira. Observei mais uma vez a pintura de minha lua vermelha, que havia terminado de secar na gaveta. Guardei-a dentro do caderninho de capa de tecido, na página em que havia

Depois da última lua

feito a última anotação: o sonho em que dona Lu aparecia grávida ao meu lado.

Recordei as emoções daquele sonho. Eu e minha mãe estávamos felizes diante de algo grandioso. A sensação de estranhamento só veio depois, quando o sonho ficou voltando em minha mente sem que eu entendesse o motivo.

Revisitei-o como quem encara uma tela abstrata na parede, deixando-me inundar por suas cores e nuanças. A imagem da barriga grávida de minha mãe dançava em minha mente, se misturando à pintura da minha lua vermelha. De repente, o encaixe. Suspirei, finalmente desnudando o que o sonho me mostrava.

CAPÍTULO 9

Raízes entrelaçadas

Antes de sair para o trabalho na segunda de manhã, enviei uma mensagem de áudio para minha mãe, perguntando como ela e seu Ângelo estavam, se tinham passado bem o fim de semana. Aproveitei para perguntar se poderia ir até a casa dela na terça à noite.

Dona Lu respondeu com uma sequência de *emojis* que ela adora: corações, flores e beijos. Não adianta a neta adolescente explicar que *emojis* são formas de expressão ultrapassadas, a avó não desiste deles. Enviou também um áudio, dizendo que estaria me esperando por volta das 19 horas, horário que termina o grupo de leitura das terças-feiras.

No dia combinado, passei em casa para um banho rápido após o trabalho e aproveitei para fazer um lanche. Busquei Alice na saída do treino de *futsal* da escola e fomos juntas para a casa de dona Lu. Alice é amiga de duas vizinhas da avó e, nos últimos tempos, formaram uma turma animada com mais alguns adolescentes do bairro. Quando soube que eu iria para lá, fez questão de ir junto para se encontrar com os amigos.

Depois da última lua

No caminho, eu me lembrei da primeira vez em que fui a um dos grupos de leitura de mulheres conduzidos por minha mãe, muitos anos atrás. Tinha imaginado uma porção de mulheres de saias longas, dançando em círculo, provavelmente com uma fogueira no meio e, quem sabe, até cantando para a lua.

Naquela ocasião, havia sim uma ou outra mulher de saia e vestido longo no grupo, e – pasmem! – algumas delas plantavam a lua, como vim a saber depois. Mas, de modo geral, não eram mulheres excêntricas; ao contrário, elas se pareciam comigo ou com minhas amigas. A diferença era que se reuniam para lerem juntas literatura, filosofia, mitologia, psicologia e sociologia, entremeadas de muitas conversas, risadas e tudo o mais que acontece quando mulheres se juntam.

Esperava encontrar algo parecido esta noite ao chegar à casa de minha mãe. Embora já passasse das dezenove horas, os carros estacionados em frente indicavam que o grupo ainda não havia terminado. Resolvi aguardar no quarto de dona Lu, já que Alice queria tomar um banho antes de se encontrar com a turma.

Descemos do carro e fomos conversando até a entrada da charmosa casa, naquele bairro tranquilo do interior. Usei minha chave para abrir a porta, não queria incomodar o grupo em andamento. Mas, assim que entramos, nós nos deparamos com as vozes exaltadas de algumas mulheres, em discussão na mesa de leitura.

Na tentativa de passar despercebida pela sala, acenei para dona Lu, sinalizando que estaria aguardando no quarto, e puxei Alice comigo. Ela ficou aflita, e um tanto curiosa, sobre o motivo da discussão. Tentei tranquilizá-la, dizendo que a avó saberia contornar a situação, com o preparo e a experiência que tinha na condução de grupos. E torci para estar certa. Não era agradável encontrar pessoas discutindo na sala de minha mãe. Contive meu instinto de proteção, afinal, naquele contexto, dona Lu assumia outro papel.

Peguei uma toalha de banho para Alice no roupeiro do corredor e fiquei respondendo a mensagens pendentes do dia enquanto aguardava. Ela saiu animada do banho, falando dos cremes cheirosos da avó. O quarto realmente recendia a flores frescas. Alice se vestiu em poucos minutos e logo saiu. A turma tinha combinado de pedir *pizza* na casa de uma das meninas.

Continuei com os ouvidos atentos ao grupo na sala. Percebi quando as vozes diminuíram de volume, embora não conseguisse distinguir o que diziam. Passado um tempo, que me pareceu longo demais, ouvi cadeiras se arrastando e a porta de saída abrindo com o rangido conhecido da madeira. Alguns cumprimentos de "até mais" e "até terça que vem". Aparentemente, tudo terminara bem.

Saí do quarto cautelosa e encontrei dona Lu na cozinha, recolhendo as xícaras de chá e de café do encontro, imersa nos próprios pensamentos. O gato veio se enroscar em minhas pernas e esfregava a cabeça em meus sapatos.

– Oi, mãe – falei baixinho, para não a pegar de surpresa, e lhe dei um beijo no rosto.

– Oi, filha – Dona Lu pareceu relaxar ao me ver. – Eu já ia lá dentro encontrar você, só estava recolhendo as louças antes. Na verdade, estava me dando um tempinho depois do grupo de hoje. Desculpa que passamos do horário que eu tinha combinado com você.

Comentou que havia visto a neta de passagem, logo que chegamos. Falei que Alice estava empolgada com a turma do bairro

Depois da última lua

e que tinha ido se encontrar com eles, que vivia falando da Duda, da Júlia, da Clara, da Isa, do Miguel, do João e do Felipe.

Dona Lu comentou que formavam uma turminha unida e animada. E perguntou se eu queria doce de abóbora.

– Fiz ontem, do jeito que você gosta, com coco. Está na geladeira.

Respondi que mais tarde iria experimentar o doce, mas que por ora queria saber o que tinha acontecido no grupo, pois tinha ficado preocupada com a discussão.

Dona Lu suspirou, indício de um incômodo que persistia. Contou que a leitura daquele dia as levara para uma reflexão sobre padrões de relacionamento e que uma das participantes, chamada Geni, se exaltou e passou a desmerecer outra. Ela começou a discutir com Mara por achar que a amiga estava em um relacionamento que Geni considerava abusivo. A questão rapidamente se tornou uma troca de insultos, com Mara chorando, Geni falando alto e Dani, outra participante, dizendo que quem estava sendo abusiva era a Geni. Dona Lu fez uma pausa, parecendo revisitar a cena em sua mente. E acrescentou:

– De tudo o que acontece na dinâmica de um grupo, nada me desgasta mais do que situações como essa.

– Situações de conflito, mãe? – eu quis saber.

Ela respondeu que não eram os conflitos que a incomodavam. As divergências são naturais e até esperadas entre pessoas de gerações diferentes, com histórias de vida e necessidades particulares. Que é natural e rico em um grupo que cada uma veja o mundo à sua maneira através da lente de suas experiências. Explicou que o papel dela é contribuir para o pensamento reflexivo, propondo as leituras, fazendo perguntas que levem a questionamentos mais profundos e a trocas de opiniões pelo diálogo. E concluiu:

— Mas é difícil quando as diferenças deixam de ser vistas como debate de ideias e se tornam motivo para desrespeito, julgamentos e ataques. Posso dizer que nem tudo são flores nos grupos de mulheres.

Imediatamente recordei um conceito que havia aprendido nos estudos de Antropologia: alteridade cultural. Comentei que, para os antropólogos, só se pode compreender o Outro – seja ele um povo ou um grupo – a partir do referencial desse Outro, a partir de sua história, seus valores, seus pontos de vista, suas crenças. Reconhecer as diferenças sem significar que uma é melhor do que a outra, sem implicar julgamentos. Acrescentei que, no mundo globalizado, o Outro, o diferente, pode ser o vizinho, a pessoa ao lado da gente na mesa.

Dona Lu concordou com a cabeça. Enfatizou que é um exercício difícil sair do nosso ponto de vista e enxergar o Outro pelas lentes dele; compreender que ele é fruto das experiências que teve, de sua história, de sua realidade; respeitar que ele pense diferente, que faça escolhas diferentes. Poder expor um ponto de vista sobre um tema, sem precisar agredir ou diminuir quem não concorda conosco, é o grande desafio.

— É nisso que acredito e que tento colocar em prática, podemos chamar de alteridade, de empatia, de sororidade, mas vejo que esses conceitos estão em desuso ultimamente, caíram no senso comum e parecem ter ficado esvaziados. – Dona Lu fez uma pausa. – O problema é que funcionamos dentro de um sistema de competição o tempo todo, na economia, na política, nas relações pessoais, com a ideia de que precisamos ser os mais

Depois da última lua

fortes para sobreviver. Que só existe espaço para o melhor em busca de reconhecimento, dinheiro e poder, valores estabelecidos pelo mundo patriarcal há muitos séculos e que as mulheres também incorporaram como uma forma de sobreviver dentro das regras do jogo. Porém, esse caminho nos distanciou do olhar para o outro, para o coletivo, para o todo.

Compreendi aonde minha mãe queria chegar e completei:

– E aí encontramos mulheres que reproduzem posturas agressivas e autoritárias, inclusive com outras mulheres...

– Exatamente – respondeu dona Lu. – Mulheres que não conseguem se abrir para ouvir de verdade outra mulher, para respeitar o tempo da outra, para acolher e ser acolhida, que estão sempre se comparando, com receio de que valorizar outra mulher signifique diminuir a si mesma, como se, para ser reconhecida, fosse necessário vencer as outras ou estar acima delas. E repito: na maioria das vezes, não é um funcionamento consciente, são crenças que internalizamos desde pequenas. E que acabam nos privando de construir relações mais próximas, de confiança e reciprocidade entre nós.

Pensei em minha relação com as mulheres ao redor. Eu também tinha dificuldade para baixar a guarda e me perguntei o quanto de competição e desconfiança permeia os bastidores das nossas interações.

Dona Lu pareceu imaginar o rumo dos meus pensamentos quando disse:

– Não estou romantizando nem querendo dizer que é possível ser amiga de todas as mulheres. Mas podemos tentar perceber quando estamos agindo em função de julgamentos preconcebidos, de competição, e saber discernir entre essas crenças limitantes e nossa verdadeira intuição, essa sim uma importante aliada, que nos ajuda a identificar os terrenos que são férteis para nossos vínculos de afeto e confiança e aqueles de que precisamos manter distância, deixar para trás, até para nos preservarmos.

Experimentei alívio com aquelas palavras. Pensei em algumas mulheres – uma vizinha e uma colega da empresa – que eu admiro e com quem tenho vontade de conviver mais, mas que nunca dei um primeiro passo por medo de me expor, de não me encaixar. Mas também pensei em outra – uma prima de Edu – com quem sempre evitei qualquer aproximação por sentir que não dava para confiar, como uma forma de me preservar. Se prestarmos atenção, no fundo, conseguimos identificar onde podemos ou não pisar em segurança.

Dona Lu estava recostada na pia da cozinha, bebendo alguns goles de chá. Aceitei uma xícara de chá de camomila, ainda quentinho, que me caía bem nos dias de minhas regras. Ela continuou a conversa. Mesmo sabendo que não era novidade para mim, enfatizou que o movimento feminista havia conseguido avanços importantes, como garantias para as mulheres no mercado de trabalho, o direito ao voto, o acesso à formação universitária, a autonomia para viajar. Lembrou que o antigo Código Civil de 1916 impedia as mulheres de abrir uma conta bancária, de ter um estabelecimento comercial ou de viajar sem a autorização do marido. E que, até a década de 1980, as mulheres eram proibidas de jogar futebol profissional no Brasil por não ser "coisa de mulher". Foi só na Constituição Federal de 1988 que ficou determinada em lei a igualdade de direitos entre homens e mulheres. Explicou que foram necessários muitos anos

Depois da última lua

de reivindicações para que se consolidassem garantias como a licença-maternidade, que foi iniciada em 1943, oferecendo apenas 84 dias de afastamento e que passou por vários ajustes até chegar ao modelo atual. E a implantação das medidas de proteção contra a violência doméstica, por meio da Lei Maria da Penha, de 2006, que ainda esbarra em tantas dificuldades para ser cumprida. Mas acrescentou que nossos direitos estão em constante construção, que temos muito a evoluir como, por exemplo, a questão da licença-mestrual, reivindicada para os casos de endometriose e outras dores incapacitantes durante o ciclo menstrual.

– Será um importante reconhecimento da diversidade do funcionamento do corpo feminino e do respeito à necessidade específica dos nossos corpos.

Comentei que as mudanças descritas por ela – tão necessárias – foram resultado de décadas de movimentos sociais e que, quando são legitimadas na forma de leis, se tornam um importante mecanismo agindo de fora para dentro nas pessoas, impulsionando-as a rever ideias e valores que se tornaram obsoletos, e até inadmissíveis, com a evolução da humanidade. Parafraseando um médico renomado: se fossem os homens a menstruar e ter cólicas, eles não aceitariam como resposta que "é coisa de homem". Provavelmente, a licença menstrual seria lei há muito tempo.

Dona Lu ressaltou:

– E não se trata de ficar com raiva dos homens, muito menos de vê-los como inimigos. Não estamos em guerra, nada disso. É sobre termos consciência de que transitamos em um mundo cujas regras foram criadas para atender ao jeito linear do masculino funcionar, o que leva as mulheres a irem contra o próprio ritmo.

Para serem aceitas e reconhecidas, muitas mulheres incorporam a lógica da competição e do autoritarismo. Como se precisassem ser duras para sobreviver nesse cenário.

Desse sentimento eu entendia bem.

– Isso soa bem familiar para mim, mãe, para o contexto do meu trabalho, e olha que atuo em uma empresa com valores modernos. Mas a engrenagem da competitividade está sempre ali. Como se, para ser vista como capaz, a mulher precisasse anular qualquer sinal que pudesse ser "mal interpretado" – eu disse, fazendo o sinal de aspas com os dedos – como fragilidade ou qualquer indício de sensibilidade, empatia, intuição. Só o racional é valorizado, respeitado.

– Infelizmente, Inês, todas nós internalizamos esse modelo em maior ou menor grau. E, veja bem, não estou dizendo que a natureza da mulher é ser boazinha e meiga, não é isso! Precisamos sim nos posicionar, expressar nossos pontos de vista, propor mudanças em respeito às nossas necessidades. Mas acredito que podemos fazer isso sem perder a consciência do nosso funcionamento cíclico. Sem deixar de lado o contato com nossa sensibilidade, nosso olhar para o outro e para o mundo.

Minha mãe apontou a sala com a cabeça e fomos nos sentar lá. Téo não perdeu tempo e se deitou bem confortável ao meu lado, no sofá. Dona Lu acomodou-se na poltrona de balanço, embalando-se devagar, para a frente e para trás, no movimento rítmico da cadeira.

Quando voltou a falar, assumiu um tom didático, que me fez recordar dos tempos dela como professora:

– Quando eu penso em equilíbrio, filha, me lembro do símbolo da filosofia chinesa, do *yin* e do *yang*, representado por aquele círculo com uma metade preta e a outra metade branca, sabe? Esse símbolo surgiu a partir da observação que os antigos camponeses da China faziam da natureza. Conta a lenda que eles'observavam os contrastes existentes na natureza, como o dia e a noite, o Sol e a Lua, o Céu e a Terra, e perceberam que muita coisa no universo funcionava nesse movimento, entre polos opostos e complementares. Esse conceito se tornou fundamental para todo o pensamento filosófico oriental. A própria medicina chinesa trabalha na busca do equilíbrio desses princípios para a saúde do corpo e da mente.

Aquele assunto me interessava, apreciadora que sou das práticas vindas do Oriente, como a ioga, a acupuntura e a meditação. Embora eu conhecesse um pouco do tema, gostei de ouvir dona Lu explicar.

– O *yin* e o *yang* são duas forças em direções contrárias, mas complementares, uma precisa da outra para existir, para se manter. O princípio *yin* está associado com o movimento para dentro, o passivo, a noite, o repouso, a água, a energia feminina, até mesmo do ponto de vista anatômico, pois o órgão sexual feminino é voltado para dentro, o útero tem o formato de um vaso que acolhe, que contém, que recebe. Enquanto o *yang* é associado com o movimento para fora, o ativo, o dia, a ação, o fogo, a energia masculina, como o órgão sexual, que é dirigido para fora, que penetra.

Minha mãe fez a ressalva:

– Todos nós, independentemente do gênero, temos essas duas forças, e nossa saúde depende de conseguirmos lidar com elas de forma mais ou menos equilibrada. É comum que uma das forças esteja predominante em determinado momento, mas quando a diferença entre elas está muito acentuada, vemos os desequilíbrios de saúde física e emocional.

Não me contive:

– Eu diria que o mundo anda bem *yang* ultimamente, mãe. Todo mundo armado, pronto para o ataque, para se impor sobre o outro.

– Não é à toa que vemos desequilíbrios por toda parte, incluindo a forma como lidamos com o meio ambiente, com a Terra, chamada de Grande Mãe porque sustenta nossa vida. Acho que os eventos climáticos estão nos dando pistas claras do desequilíbrio causado por nós. Mais uma vez, falta à humanidade a visão do coletivo, o olhar para o todo. Penso que só conseguiremos cuidar de forma digna do planeta, que é nossa única casa, quando conseguirmos abrir mão do lucro a qualquer preço, do benefício próprio acima do coletivo. E o olhar para o coletivo tem muito a ver com a energia do Feminino que acolhe, que preserva, que cultiva, que respeita os ritmos, o tempo de cada coisa.

Dona Lu acrescentou:

– Nas comunidades ancestrais, as mulheres tinham um papel ativo e seus saberes eram valorizados para tratar a dor do outro com as ervas medicinais, para amparar os nascimentos e as mortes, no contato direto com a terra no cultivo dos alimentos e das florestas. E nessas comunidades, incluindo nas representantes delas existentes ainda hoje,[12] como algumas comunidades indígenas, quilombolas, caiçaras, observamos uma relação mais sustentável do ser humano com o meio ambiente, respeitando

---

12. Mais referências no livro *Mulheres de terra e água*, organizado por Lucila Losito (Elefante, 2022).

os ritmos da natureza, o tempo de plantar, o tempo de deixar a terra repousar, o tempo de colher. Foi quando perdemos a conexão direta com a terra, transformando a agricultura apenas em um negócio, que passamos a fazer qualquer coisa para produzir mais, para ganhar mais dinheiro, nem que seja usar venenos que poluem e destroem o ambiente e as águas, nem que o preço seja o adoecimento de todo o planeta. Após tantos séculos de desvalorização dos saberes femininos ancestrais, algo se perdeu nas sociedades ditas modernas.

Ela continuou explicando que não era questão de voltar a viver como nos tempos primitivos, mas sim de resgatar o olhar para o coletivo, na tentativa de reconstruir uma relação mais saudável com a natureza, integrando a energia de ação, identificada com o princípio masculino, com a energia de cuidado, associada ao princípio feminino.

Aquelas palavras reverberaram em mim. Minha mãe continuou:

– O que também me lembra dos conceitos de *animus* e *anima*, da teoria de Jung. Não sou psicóloga nem especialista, mas gosto de ler a respeito, sei que existem até diferentes interpretações.[13] Mas pelo que entendi nas minhas leituras, no processo de nos transformarmos na pessoa que viemos a ser neste mundo, ao longo da vida, uma das tarefas mais importantes é a de integrarmos o *animus* e a *anima* dentro de nós.

---

13. Carl Jung [1875-1961] foi um psiquiatra e psicoterapeuta suíço, fundador da psicologia analítica. Na obra *Jung: uma revisão feminista* (Vozes, 2024), a autora, Susan Rowland, traz uma importante revisão das diferentes vertentes da psicologia junguiana, à luz do pensamento feminista.

Franzi a testa, rastreando meus arquivos mentais em busca de alguma referência sobre aqueles conceitos. Minha mãe percebeu e veio em meu auxílio:

– Digamos que o *animus* está relacionado ao pensamento racional, à ação, à lógica, à força, ao princípio masculino. E que a *anima* está associada à sensibilidade, à conexão com os próprios sentimentos, às percepções mais sutis, à intuição. E, dentro da minha maneira de entender esse assunto, novamente vou falar da importância de desenvolvermos os dois aspectos tanto nos homens como nas mulheres. Se o *animus* ficar muito sobressalente, sem o contraponto do princípio feminino, os indivíduos podem se tornar inflexíveis, perder a conexão com sua sensibilidade, deixar de enxergar as dores do outro. As mulheres podem agir assim também.

Não contive o desabafo:

– Mas não é fácil conseguir provar nosso valor lá fora, neste mundo competitivo, como você mesma diz, mãe, e ainda manter a sensibilidade, a empatia com os outros. Somos cobradas o tempo todo para sermos profissionais excelentes, mães dedicadas, esposas lindas e atraentes, amigas sociáveis e alegres, e ainda se espera que sejamos sensíveis! Dá canseira só de falar...

– É disso que estou falando, filha. A sociedade está adoecida quando as mulheres precisam se enrijecer e criar uma casca dura para dar conta de tudo, para parecerem fortes, para funcionarem como homens. Talvez seja este o nosso grande desafio: o equilíbrio entre agirmos de forma ativa no mundo, mas sem perder o contato com nossas emoções, com nossa sensibilidade, com a capacidade de acolher, de respeitar, de olhar para o outro, para o coletivo, para nossa relação com nosso corpo, com nossos ciclos, com a natureza fora e dentro de nós.

Dona Lu acrescentou:

– Para mim, a busca pela equidade entre os gêneros não deveria levar as mulheres a agirem como homens para serem respeitadas e valorizadas. Como é difícil lidar com tantas cobranças sem adoecer o corpo ou a mente! Penso que um ganho maior estaria na complementaridade, em podermos viver e trabalhar lado a lado, homens, mulheres e outras identidades de gênero, nos respeitando nas mais diversas especificidades, trazendo tanto o olhar racional, lógico, objetivo, mas também a sensibilidade, a criatividade, o cuidado com as relações e com o coletivo ao nosso redor. Mas devo estar sonhando demais. Quem sou eu para saber alguma coisa, não é, minha filha? Só uma velha a falar demais e contar histórias – dona Lu sorriu e continuou balançando em sua poltrona.

Claro que discordei da modéstia de minha mãe. As questões trazidas por ela me estimulam a enxergar as coisas por outras lentes e me desafiam a ir além do convencional. Isso já me irritou no passado, quando eu queria simplesmente fazer o que todos da minha idade faziam, mas minha mãe sempre vinha com alguma pergunta que depois ficava martelando na minha cabeça, fazendo-me questionar decisões.

Perguntei então como ela tinha administrado a situação de conflito no grupo daquele dia. Obviamente não resisti ao trocadilho:

– Parece que os ânimos estavam bem exaltados.

Dona Lu sorriu, concordando. Contou que, diante da discussão que se transformou em ataques e troca de insultos, ela percebeu que precisava chamá-las de volta para o vínculo do grupo porque não havia condições para se escutarem de verdade. Pediu que todas se sentassem e que a acompanhassem em algumas respirações, inspirando e expirando com calma, de olhos fechados, e que tentassem manter o foco na voz dela. Continuou:

– Pedi que imaginassem uma floresta exuberante, com o som de água corrente por perto, o canto de pássaros, as folhas em movimento com o balanço suave do vento. E que prestassem atenção às árvores daquela mata. À diversidade das espécies, com alturas variadas, nas copas encorpadas ou ralas, com frutos ou sem frutos, de folhas largas ou finas, de diferentes espessuras e tamanhos, com flores das mais diversas cores ou sem florada, nos troncos robustos e outros mais finos, na textura e nos tons das cascas de seus caules, se as árvores tinham marcas de cortes ou de galhos quebrados. Que observassem as árvores recebendo quantidades diferentes de luz do sol. Dependendo da altura, algumas seriam mais arejadas, outras, com menos espaço entre os troncos, e que cada espécie teria uma necessidade, de acordo com suas características, com sua localização.

Fechei os olhos e me pus a imaginar a cena descrita por minha mãe. Dona Lu continuou falando:

– Vamos imaginar que podemos enxergar através do solo, por baixo da linha da terra. Como são as raízes dessas árvores? Algumas são mais longas, mais profundas, outras crescem para as laterais, com ramificações que saem da raiz mais grossa e vão

Depois da última lua

adentrando a terra, buscando nutrientes, procurando água, se espalhando, desviando de obstáculos. Independentemente das diferenças acima da terra, as raízes de todas essas árvores se nutrem no mesmo solo e vão se entrelaçando umas com as outras, formando uma rede, uma grande teia, conectadas no subterrâneo. Quando chegam as tempestades, são as conexões entre suas raízes que oferecem sustentação e segurança. As copas balançam, as folhas voam ao vento, mas as raízes permanecem firmes, uma sustentando a outra.

Dona Lu fez uma pausa, dava para ouvir o ronronar do gato.

– Vamos imaginar que, nessa mata, a diversidade da vida está em equilíbrio. Todas as árvores encontram caminhos para crescer, para se desenvolver, sem precisar sufocar as que estão ao redor. O vento passa suave entre elas, há espaço para todas. Vamos respirar mais uma vez e sentir esse mesmo ar entrando em nossos pulmões, arejando nosso corpo, nossos sentimentos. Respire. Sinta agora seu corpo de volta ao momento presente, aqui, nesta sala. As sensações na sua pele, os sons que chegam até você, os cheiros. Quando estiver pronta, abra novamente os olhos.

Ao abri-los, encontrei os de minha mãe, serenos, a me observar. Ali estava eu, mais uma vez bebendo das sábias palavras dela, da capacidade tranquilizadora de sua presença.

– Que poético, mãe!

– A poesia nos salva da desesperança – disse ela. O tipo de frase que minha mãe fala despretensiosamente, como quem comenta o tempo, mas que depois fica ressoando em mim.

Comentei que, mesmo não sendo integrante do grupo, havia me sentido parte daquela teia de raízes entrelaçadas.

– Todas somos, Inês, mesmo as que ainda não perceberam. Nossos ciclos conectam todas nós, cujos úteros um dia sangraram, cujos ventres se enchem de água para dar à luz filhos e criações no mundo. E nossa ciclicidade nos conecta com a natureza, com toda a vida na Terra, com o contínuo ciclo de vida-morte-vida. Mas isso você já sabe. Sei que não é uma meditação que vai resolver as rivalidades em um grupo, mas tento construir com elas pequenos registros de que é possível conviver entre mulheres sob outras bases, sem tantas comparações e julgamentos.

E se voltou para mim:

– Quero saber de você agora, filha. Como você está? Como ficou depois do nosso encontro do outro dia?

Era para isso que eu tinha retornado, queria continuar a conversa com minha mãe. Respondi-lhe que havia me sentido melhor nos últimos dias. Ainda impactada com o turbilhão de mudanças, mas menos angustiada. Que havia entendido que não tinha como impedir que meu corpo mudasse – aliás, a força da gravidade não estava a meu favor –, mas que pretendia colocar em prática a natação e outros cuidados comigo. Queria me preparar física e emocionalmente para a nova fase. Contei que tinha conseguido conversar com Edu e explicado a ele o que eu vinha passando. E tinha sido importante me sentir compreendida por meu marido.

Sorri, fazendo uma pausa enquanto escolhia as palavras:

– Tem mais, mãe. Minha menstruação ainda veio este mês, não sei se será a última, mas consegui fazer uma despedida dos meus ciclos, do meu jeito – baixei o tom de voz, como se estivesse prestes a confidenciar um segredo. – Fiz uma

Depois da última lua

pintura da minha lua, bem cheia, toda vermelha, com a minha lua mesmo, se é que você me entende.

O rosto de dona Lu se iluminou à medida que ela visualizava o que eu estava lhe contando. Ela sabia que eu não ficava muito à vontade com algumas práticas que considerava "alternativas demais", por isso meu relato a pegara de surpresa. Ela interrompeu o balanço da cadeira por alguns instantes e então abriu um sorriso satisfeito, voltando a balançar:

– Fico feliz, filha, por você ter encontrado a sua maneira de fazer essa despedida de uma forma que fez sentido para você.

Concordei com ela e acrescentei:

– A diferença, mãe, é que não estou mais me sentindo encurralada. Com um pouco de medo? Sim. Mas entendi que, embora esteja às voltas com o fechamento da minha vida reprodutiva, isso não é o meu fim. Não me sinto mais sozinha nem na escuridão. Mesmo sabendo que essas sensações ainda virão me visitar.

Teo espreguiçou-se ao meu lado, virando a barriga para cima, como que me dando permissão para aquela intimidade. Acariciei os pelos macios de sua barriga até o pescoço, enquanto ele fechava os olhinhos, se esticando. Prossegui:

– E quero te contar outra coisa, mãe. Quando eu estava pensando no fim das minhas luas, depois que terminei minha "pintura", entendi o sonho que tive com você grávida. Aquela imagem do sonho... É assim que eu te vejo, mãe: plena, cheia, grávida de vida. E enxergar você dessa forma, na sua idade, me faz acreditar que também posso atravessar esse caos em que estou e ficar bem, me sentindo inteira, com saúde, novos sonhos, novas ideias. Quero ser grávida de vida como você, mãe.

Dona Lu emocionou-se. Fios de lágrimas desceram pelos caminhos marcados do seu rosto. Ficamos nos olhando por um instante além do tempo, entre um ir e vir da cadeira de balanço, como no momento em que uma mãe lobo reconhece sua cria como uma igual. "Daqui para a frente, caminhamos lado a lado", dissemos uma à outra naquele olhar.

Dona Lu tirou os óculos e enxugou os cantos dos olhos com a manga do vestido. Tornou a colocar as lentes e foi até a cômoda do corredor. Voltou com uma caixa retangular, que acomodou no meu colo, fazendo sinal para que eu abrisse. Olhei intrigada para ela e depois para a caixa.

Levantei a tampa e fui tomada pelo leve perfume de ervas do campo. Abri com cuidado o papel de seda e encontrei ali uma peça de crochê macia e cheirosa. Tecida em tons degradê de marrom, vermelho, laranja e amarelo. Reconheci a linha que havia visto no outro dia no cesto de crochê de minha mãe. Desdobrei a peça devagar, desfrutando o toque delicado em minhas mãos.

– É um xale, filha. Eu havia começado a tecê-lo, mas estava parado no meu cesto até aquele dia em que você veio. Foi quando eu soube que o tempo todo eu estava tecendo este xale para você – minha mãe me ajudou a desenrolá-lo e o envolveu em mim. – É o meu abraço para você, te abençoando para sempre, minha menina.[14]

Fechei os olhos e senti o aconchego do xale em volta do meu corpo, tecido ponto a ponto pelas mãos de minha mãe, naquela linha nos tons do entardecer, que agora me envolvia

---

14. Inspirado no conceito de xales ancestrais confeccionados pela artesã Erika Pimenta: "O xale abraça sua história", diz ela.

como uma bênção não só dela, mas de minhas avós e bisavós, da corrente de mulheres que vieram antes de mim e que desbravaram, a seu tempo, os portais da maturidade. Cada uma delas, com suas histórias e experiências, me trouxeram até aqui, compondo o crochê colorido de minha existência.

Puxei gentilmente dona Lu para dentro do abraço do xale e lhe disse o quanto amara o presente.

– Que cheiro delicioso! – exclamei, levando a trama de fios até o nariz para identificar os aromas.

– Você me conhece – respondeu dona Lu, contando que havia criado, especialmente para mim, uma composição de óleos essenciais com lavanda, gerânio e sálvia, com um ramo de alecrim imerso, e que pingara umas gotinhas dessa mistura no xale. – Nossa alma se alimenta de todas as sensações do que vemos, do que cheiramos, do que toca nossa pele – acrescentou, dando batidinhas de leve no meu antebraço.

– Ficou ainda mais especial, mãe.

Dona Lu foi logo dizendo que eu não precisava sair por aí usando o xale como uma senhorinha, que não era essa a intenção. Que era apenas um presente ao meu alcance para as ocasiões em que eu precisasse de aconchego, de fortalecimento, de contato com minhas raízes.

– Ao vesti-lo, estamos todas com você – resumiu ela. Restava-me apenas sorrir em profundo agradecimento, segurando as mãos de minha mãe nas minhas.

Fomos interrompidas quando a porta da frente se abriu de repente e Alice entrou saltitando, correndo até mim e depois até a avó, abraçando uma e outra ao mesmo tempo. Dona Lu se esticava para tentar beijar o rosto de minha filha, que estava mais alta do que ela, e começou a rir com a agitação da neta. Também me vi contagiada pela alegria de Alice, que agora abraçava nós duas ao mesmo tempo e dava pulinhos, fazendo-nos rodopiar pela sala, enquanto eu tentava em vão adverti-la de que poderia derrubar a avó.

– É que estou feliz! – Alice respondeu.

Ela parou de pular, ajeitou os cabelos atrás das orelhas e encarou nós duas, assumindo um tom de seriedade:

– Mãe, vó, tenho uma novidade – e fez uma pausa de suspense. – Estou apaixonada! – Alice deu um gritinho de euforia, voltando a dar pulos, de mãos dadas comigo e com a avó.

Eu e minha mãe nos entreolhamos, na cumplicidade daquele momento. Naquela noite, naquela roda, compartilhávamos – avó, mãe e filha – mais uma vez o fluxo contínuo da Vida, nos despedindo de partes de nós que haviam cumprido seu papel e abrindo espaço para o novo, que sempre vem. Vida. Morte. Vida.

– Acho que está na hora do doce de abóbora – convidou dona Lu. – Vai cair bem para ouvirmos esta história de amor! – disse, piscando para mim, enquanto acompanhávamos Alice até a mesa da cozinha.

Alice

Estou tão empolgada!!! Será que vai dar certo? Queria que esse tivesse sido meu primeiro beijo... Não daquele jeito que aconteceu no ano retrasado com o Gabriel, por pressão da galera da nossa sala. Eu até gostava

Depois da última lua

dele, mas não me senti bem, a gente nem se olhou direito, os dois com vergonha, fazendo o que esperavam de nós. Mas o.k., já passou.

Hoje não, foi diferente. Fui conhecendo Felipe aos poucos, aqui na rua da vovó. Ele gosta de ler como eu, começamos a trocar ideia sobre os livros que estamos lendo, ele quis ler o meu preferido e eu li o dele, conversamos sobre os personagens, o que nos atrai nas histórias. Àquela altura, eu já estava interessada e sentia que ele também. Na semana passada, enquanto a gente ia a pé até a casa da Clara, nossas mãos ficavam encostando uma na outra e, meio que ao mesmo tempo, seguramos um na mão do outro e ficamos assim até lá. Os dois sorrindo, meio bobos. A turma percebeu, até tentaram fazer graça com a gente. Mas ficamos de boa, do nosso jeito.

E hoje a turma estava sentada na frente da casa da Duda, esperando a pizza que pedimos. Apoiei minha cabeça no ombro dele. Foi tão natural, ele simplesmente me abraçou com um dos braços e me beijou, de um jeito tão carinhoso que me senti a pessoa mais especial do mundo. E não ficamos com vergonha depois, nem com medo da reação dos outros. Só continuamos ali, abraçados, com as cabeças encostadas. O amor devia ser simples assim, natural, sem pressão, sem cobranças.

Não sei como vai ser daqui para a frente. Só sei que é muito bom me sentir assim! Ao lado de alguém com quem consigo ser eu mesma, conversar de assuntos de que gosto, ter vontade de viver coisas novas. Já falei que estou apaixonada?

Pontos de partida...

A história de Inês e das mulheres que tiveram voz nestas páginas são algumas das narrativas possíveis, com suas dúvidas, expectativas, medos e reflexões sobre a passagem da meia-idade, incluindo o climatério e a menopausa. O caminho de cada uma é único e cheio de possibilidades.

Mas acessar informações e fazer escolhas a partir delas e do que faz mais sentido para você podem ser um ponto de partida. A seguir, apresentamos um pequeno glossário com os termos utilizados para falar dessa fase da vida. Lembramos que não estamos falando de patologias, mas sim de ocorrências naturais do ciclo da vida.

✓ **Climatério:** período que engloba a perimenopausa, a menopausa e a pós-menopausa, incluindo toda a transição do período de vida reprodutiva para o período não reprodutivo, bem como os sintomas decorrentes dessa transição.

✓ **Menopausa:** momento da suspensão da menstruação. Clinicamente, é identificada de forma retroativa, após doze meses consecutivos de ausência da menstruação. Marca o fim da fase reprodutiva da mulher – ou pessoa que menstrua. Geralmente, acontece entre os 45 e 55 anos de idade.

✓ **Menopausa precoce:** assim definida quando os ciclos menstruais se encerram definitivamente antes dos 45 anos. Pode ocorrer de forma natural ou como consequência de alguma condição médica (cirurgia ou tratamento de saúde).

✓ **Menopausa tardia:** assim definida quando os ciclos menstruais se encerram aos 55 anos ou após essa idade.

✓ **Perimenopausa:** período de transição para a menopausa, marcado pela proximidade do fim do estoque de folículos nos ovários, que causam a flutuação dos hormônios (principalmente o estrogênio e a progesterona). As alterações hormonais podem ocasionar sintomas como: ciclo menstrual irregular, ondas de calor repentinas (fogachos), diminuição da libido, tonturas e palpitações, insônia e má qualidade de sono, suores noturnos, coceira e secura vaginal (podendo haver desconforto durante as relações sexuais), perda de elasticidade da pele, depressão e irritabilidade, ganho de peso, dor de cabeça e falta de concentração, nevoeiro mental, incontinência urinária ao esforço, dores nas articulações, ressaltando que nem todas as mulheres vão passar por esses sintomas. A perimenopausa pode se iniciar vários anos antes da última menstruação, é um processo.

✓ **Pré-menopausa:** período entre a primeira menstruação (menarca) até o início das mudanças hormonais que marcam a transição para a menopausa. Os ciclos menstruais costumam ser regulares e a ovulação continua acontecendo.

Pontos de partida...

✓ **Terapia hormonal (TH):** um dos tratamentos possíveis para os sintomas do climatério, envolve a reposição dos hormônios que estão em queda nesse período. Há várias formas de administração, incluindo oral, transdérmica, vaginal e subcutânea. Como há indicações e contraindicações, a TH só pode ser prescrita e acompanhada por um profissional médico. Seus benefícios e riscos devem ser discutidos caso a caso, com cada paciente, a fim de que se possa tomar uma decisão acertada.

Buscar profissionais capacitados e de sua confiança para que possam avaliar e acompanhar essa fase de transição do ciclo vital é de fundamental importância. Atividade física frequente (aeróbica e de fortalecimento muscular), alimentação saudável, não fumar e reduzir o consumo de álcool, além de práticas que ajudem a promover a saúde mental – como a psicoterapia – e a reduzir o estresse, como meditação, acupuntura, ioga, técnicas de respiração e uma rede de apoio presente, incluindo amigas(os) e familiares, podem fazer toda a diferença na qualidade de vida e bem-estar nesse novo período. Você não precisa passar por esse momento sozinha!

A seguir, estão algumas sugestões de conteúdos sobre esses temas (alguns dos quais embasaram as informações apresentadas aqui):

 CARTILHA CLIMATÉRIO E MENOPAUSA. Coletivo Feminista Sexualidade e Saúde. [S.l.]: 2013. Disponível em: http://www.mulheres.org.br/wp-content/uploads/2023/11/cartilha-menopausa-final.pdf. Acesso em: 16 mar. 2025.

É TEMPO DE SE CUIDAR MAIS: manual educativo para promover a saúde da mulher no climatério. São Paulo: Escola de Enfermagem da Universidade de São Paulo, 2014. Disponível em: https://www.ee.usp.br/cartilhas/cartilha_climaterio.pdf. Acesso em: 16 mar. 2025.

 MANUAL DE ATENÇÃO À MULHER NO CLIMATÉRIO: menopausa. Brasília, DF: Ministério da Saúde, 2008. Disponível em: https://bvsms.saude.gov.br/bvs/publicacoes/manual_atencao_mulher_climaterio.pdf. Acesso em: 16 mar. 2025.

 MENOPAUSA: cientista explica impacto da menopausa no cérebro – palestra da doutora Lisa Mosconi. TEDWomen [*on-line*], 2019. Disponível em: https://www.ted.com/talks/lisa_mosconi_how_menopause_affects_the_brain?language=en. Acesso em: 16 mar. 2025.

 ZEN VERGONHA. Entrevistadora: Fernanda Lima. Spotify AB, 2024. (1ª temporada, 9 episódios). Disponível em: https://open.spotify.com/show/2rsyfNyndetgSNDnUHJaeg. Acesso em: 16 mar. 2025.

Referências

BOLEN, Jean Shinoda. *As deusas e a mulher madura*: arquétipos nas mulheres com mais de 50. São Paulo: Triom, 2005.

CRUZ, Taylane. *As conchas não falam*. Rio de Janeiro: HarperCollins Brasil, 2024.

CRUZ, Taylane. *Menina de fogo*. São Paulo: Jandaíra, 2023.

HOLLIS, James. *A passagem do meio*: da miséria ao significado da meia-idade. 2. ed. São Paulo: Paulus, 2008.

HOLTHAUSEN, Ieve; ANDRADE, Naíla (org.). *Mandala lunar*: um caminho de autoconhecimento. 10. ed. Porto Alegre: Mandala Lunar, 2025.

KLINK, Tamara. *Nós*: o Atlântico em solitário. São Paulo: Companhia das Letras, 2023.

LOSITO, Lucila (org.). *Mulheres de terra e água*. São Paulo: Elefante, 2022.

MOSCONI, Lisa. *O cérebro e a menopausa*: a nova ciência revolucionária que está mudando como entendemos a menopausa. Tradução de Cristina Yamagami. Rio de Janeiro: HarperCollins Brasil, 2024.

ORAÇÃO ao tempo. Intérprete: Caetano Veloso. Compositor: Caetano Veloso. *In*: *Cinema transcendental*. Intérprete: Caetano Veloso. Rio de Janeiro: Philips, 1979. 1 disco vinil, faixa 2 (3,45 min).

PETROLINI, Carol. *A lua de Alice*: uma história sobre a primeira menstruação e os ciclos femininos. São Paulo: Cortez Editora, 2020.

PRA melhorar. Intérpretes: Marisa Monte, Flor, Seu Jorge. Compositores: Marisa Monte, Dadi, Arnaldo Antunes. *In*: *Pra melhorar*. Intérpretes: Marisa Monte, Flor, Seu Jorge. Rio de Janeiro: Phonomotor, 2022. YouTube, faixa 1 (4,16 min). Disponível em: https://orcd.co/portas-ao-vivo. Acesso em: abr. 2025.

ROWLAND, Susan. *Jung*: uma revisão feminista. Tradução de Viviane Cássia Heimburger Richardson. Petrópolis: Vozes, 2024.

ZANELLO, Valeska. *A prateleira do amor:* sobre mulheres, homens e relações. Curitiba: Appris, 2022.

ZOBARZO, Nina. *O caos e a estrela*: a travessia pela noite escura da alma. Joinville: Clube de Autores, 2020.

ZOBARZO, Nina. *Vozes:* conselhos das sábias anciãs. Joinville: Clube de Autores, 2023.